DIETMAR RÖSER

„KLABAUTERMANN ?
DEN GIBT'S DOCH GAR NICHT!"

Jan Brass, der alte Bootsmann, trauert der Zeit der schönen Segelschiffe nach, vor allem seinem letzten, der „TINA MARIE", die jetzt in einer Ecke des alten Hafens zum Abwracken liegt. Und er ist fest davon überzeugt, dass es einen Klabautermann gibt. Sein Neffe Tim hält das in Zeiten von Satellitennavigation und Radar für völligen Unsinn . . .

In dieser Geschichte geht es um Segelschiffe und die Sehnsucht nach fernen Ländern, aber es wird auch Fußball gespielt und am Computer herumgemacht.

Bibliographische Information der Deutschen Nationalbibliothek
Die Deutsche Nationalbibliothek verzeichnet diese Publikation
in der Deutschen Nationalbibliographie; detaillierte bibliographische
Daten sind im Internet abrufbar über dnb.d-nb.de

Herstellung und Verlag: Books on Demand GmbH, Norderstedt

ISBN: 978-3-8448-2869-6

Layout: Frank Treichler
Zierelemente: © T. Michel www.fotolia.com

Vom gleichen Verfasser:
„WINDSPUREN"
 Gedichte (1981)
(Bestellung beim Autor über Postfach 130260, 53061 Bonn)

„Kann man Liebe in Worte fassen?
 Gedichte für Dich"
ISBN: 978-3-8391-5505-9
Books on Demand (2009)

„Die Muschel der Mondgöttin"
ISBN: 978-3-8423-2015-4
Books on Demand (2010)

DIETMAR RÖSER

„KLABAUTERMANN ?

DEN GIBT'S DOCH GAR NICHT!"

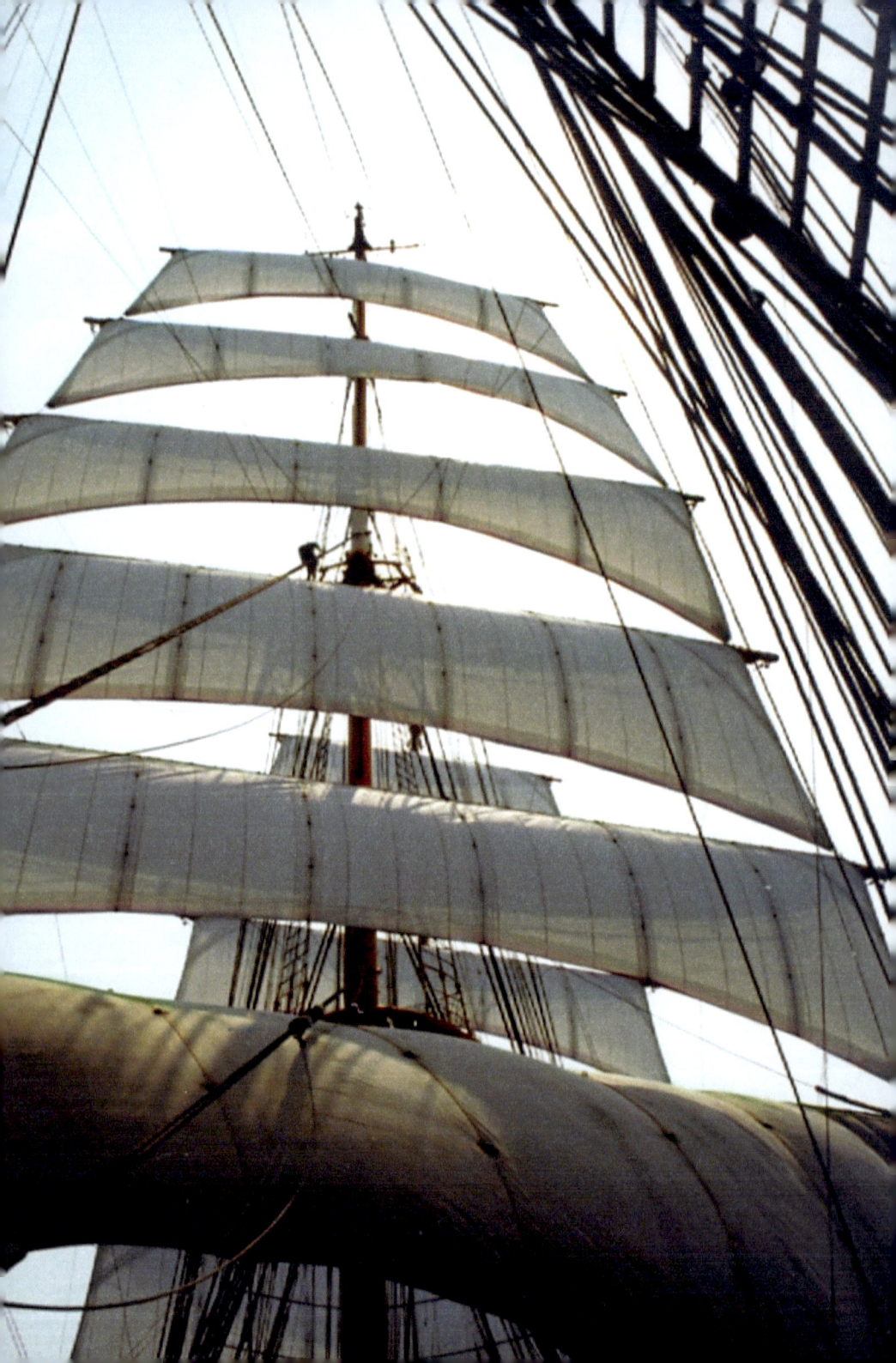

Damals, als noch die herrlichen Segelschiffe die Ozeane durchpflügten mit himmelhohen Masten, die Segel trugen so schön wie Sommerwolken, da gehörte zu jedem Schiff ein Klabautermann. Gesehen freilich hat man ihn nicht, und es legte auch niemand Wert darauf, denn wenn er erschien und sichtbar wurde, dann brachte das Unglück. Aber die alten Fahrenslüüt wussten, dass es ihn gab und waren bemüht – auch wenn sie sonst ganz und gar nicht zimperlich waren –, ihn nicht zu verärgern. Denn er sorgte auf dem Schiff für Ordnung, er bewahrte es vor Unglück, und er war auch mit dabei, wenn die Männer in schwarzer Nacht bei Sturm und schwerer See oben in den Rahen arbeiten mussten, mühsam auf den schmalen Seilen stehend, die ihren Füßen Halt bieten sollten, wenn sie das schwere, schlagende Segeltuch, das der Wind immer wieder aufbauschte und das vor Nässe bretthart war, reffen und an der Rah anschlagen wollten. Da war es schon ganz gut zu wissen, dass der Klabautermann dabei war und aufpasste, dass man nicht bei dem Schlingern und Stampfen des Schiffes, wenn der Mast weit von Lee nach Luv überholte und wieder zurückschwang, abstürzte, oder wenn man von der Rah zurücksteigen wollte auf die Webeleinen, die nach unten führten auf die Saling[1] oder die Mars[2], dass der Fuß nicht abglitt und dass die Hand sicheren Halt fand.

Die Zeit der stolzen Segler ist vorbei – vorbei das wunderbare Bild, wenn so eine Königin der Meere mit allem Tuch, was sie hatte, an drei oder sogar vier Masten gesetzt, vor einer kräftigen Backstagsbrise[3] durch die Wogen rauschte und so manchen Sottpüster[4] hinter sich ließ.

---

1 Saling: Die oberen Spreizen am Mast oder auch die oberste Plattform am Mast
2 Mars: Die untere Plattform am Mast
3 Backstagsbrise: Ein günstiger Wind fast von achtern
4 Sott: der teerige Ruß, den ein mit Kohlen oder heute auch schon mal ein mit Schweröl betriebener Dampfer ausspuckte, „auspustete"

Vorbei war auch die Zeit der „TINA MARIE". Einst hatte sie als schnittige Dreimastbark zunächst in der Frachtsegelei treue Dienste geleistet, bis große Containerschiffe schneller und billiger die Bananen von den Westindischen Inseln oder die Baumwollballen aus dem Süden zum Kai brachten. Da hatte der Reeder sie ausgeflaggt[1]. Ein neuer Eigner hatte eine Zeitlang Touristenfracht gefahren; dabei waren sie ein paar Mal in einen richtigen Sturm geraten. Da lagen alle die touristischen Möchtegernseeleute in ihren Kojen oder sogar auf dem Boden und hatten nur den einen Wunsch, möglichst schnell zu sterben!

Wieder wurde die „TINA MARIE" ausgeflaggt, und ein neuer Besitzer legte sie an die Kette, vertäute sie an einer Pier in einem vornehmen Badeort und machte ein Schnellfresslokal aus ihr. Aber weil die „TINA MARIE" ein so schönes Schiff war, blieben die Besucher zu lange, das heißt, sie aßen nicht schnell genug, und so machte auch dieser Besitzer pleite. Und nun sollte sie verschrottet werden. Sie lag in einer Ecke des alten Hafens und wartete auf ihr Ende. Zwar standen noch die Masten, gehalten von Stagen, Wanten und Pardunen[2], aber an den Rahen waren keine Segel mehr angeschlagen, keine Schoten, Fallen und Brassen[3] lagen belegt und ordentlich aufgeschossen auf der Nagelbank. Die, die einst auf ihr gefahren waren – die Deckshands[4], Maate, Steuerleute und Kapitäne lebten nicht mehr, oder sie hatten sie vergessen, fuhren auf

---

1 „Ausflaggen": dem Schiff eine neue Flagge geben , das heißt, es fuhr jetzt unter einer anderen Landesflagge, meist einer sogenannten „Billigflagge", wobei die Bedingungen für die Matrosen wie Arbeitszeit, Heuer und Sicherheit deutlich schlechter waren.
2 Wanten, Stage und Pardunen: kräftige Stahltrossen, die den Mast nach allen Seiten abspannen, also aufrecht halten.
3 Leinen zur Bedienung der Segel
4 Deckshands: einfache Seemänner, die „an Deck" arbeiten, im Gegensatz zu den Offizieren oder auf Dampfern den Maschinisten

diesen Riesenpötten, deren Brücke[1] aussah wie ein Maschinenraum, wo auf der Brückennock[2] ein kleiner Kasten mit einem Hebel dran – „Tiller" genannt – genügte, um einen Riesenkahn, drei- oder viermal so groß wie die „TINA MARIE", wie auf Schienen an die Kaimauer zu bringen. Alle hatten sie vergessen – bis auf einen: ihren alten Bootsmannsmaat mit Namen Jan Brass. Er hatte ihr die Treue gehalten bis zum Schluss. Und als man ihre Segel abschlug – zum letzten Mal –, die Taljen loswarf, die Schoten, Fallen, Gordinge, Geitaue, Brassen und Niederholer[3] kappte, da war er von Bord gegangen, hatte abgemustert[4]. Das Angebot der Reederei, auf einem Containerschiff zu fahren mit eigener Kammer statt Mannschaftslogis, mit Fernsehen in der Mannschaftsmesse und sogar mit einem Fitnessraum, hatte er abgelehnt, als er erfuhr, dass er nicht mehr am Ruder stehen und Wache gehen würde, sondern dass ein kleiner Kasten auf der Brücke, „Autopilot" genannt, seine Arbeit tun würde: „Viel besser und genauer als der beste Seemann kann dieser Kasten Kurs halten!", hatte der Vertreter der Reederei gesagt. Die Frage, ob man nach einer Bö hart abfallen[5] oder vorsichtig anluven solle, stelle sich bei diesem Kasten nicht!

Jan Brass hatte sich bei diesen Ausführungen hinterm Ohr gekratzt und geschluckt. Er dachte an die Sturmnächte, wenn es in der Takelage heulte und pfiff, wenn das Schiff stampfte und rollte, wenn das Ruder doppelt besetzt werden musste, weil ein Mann allein den Druck auf das Ruder nicht halten konnte. Und wenn der Bug eintauchte und die See gischtend zur Seite sprang, dann toste, ehe der Bugspriet sich wieder

---

1 Kommandostand eines Schiffes.
2 Brückennock: das Ende der Brücke, von wo aus man einen Überblick über alles hat
3 Weitere Leinen zur Bedienung der Segel
4 Abmustern: den Dienst an Bord aufgeben; Gegenteil: Anheuern
5 Abfallen: den Bug vom Wind wegdrehen; Gegenteil: anluven

hoch in den Himmel erhob, schon die nächste See heran, donnerte auf das Vorschiff, als wolle sie alle Stage, Ankerspill und Poller zerschlagen, sie gischtete hoch in das letzte noch stehende Stagsegel[1], wobei die Untermarssegel[2] noch eine Taufe abbekamen. Sie waren die letzten noch stehenden Rahsegel. Zwar bestanden die Untermarsschoten[3] zu einem Teil aus Ketten; die würden schon halten! Aber ob die Kauschen an den Schothörnern nicht ausrissen bei dem ungeheuren Winddruck? Der „Alte"[4] war aus dem Steuerhaus getreten und schaute grimmig mal voraus und zum Bug und dann wieder in die Segel; er zog die Enden seines Bartes in den Mund und kaute unruhig darauf herum. Aber die „TINA MARIE" war ein braves Schiff; sie hielt durch, bis der Sturm vorbei war, und die Segel flogen auch nicht aus den Lieken[5]! Aber eigentlich war das auch kein Wunder, hatten doch er, Jan, der Bootsmann, und Hein, der Segelmacher, die Sturmsegel mal während einer ruhigen Passatstrecke gewaltig verstärkt: umlaufend Tau in die Lieken eingearbeitet, Lederplatten auf die Schothörner gesetzt, die Kauschen so vernäht, dass sie auch kein Orkan rausreißen würde.

---

1 Stagsegel: Ein Segel, das in Längsrichtung des Schiffes an einem Stag, einer Spanntrosse, angebracht ist, im Gegensatz zu den Rahsegeln, die an Querstangen, den Rahen, befestigt sind
2 Untermarssegel: verstärkte, untere Rahsegel
3 Schoten: Die Seile, die an den Enden der Segel angebracht sind, an den sog. Schothörnern mit Ösen, die durch Metallringe, den Kauschen, verstärkt werden
4 Der „Alte": Bezeichnung für den Kapitän
5 Liek: die Außenkante eines Segels, oft durch ein eingearbeitetes Tau verstärkt

Jan atmete tief ein. Zwar hatte er oft geflucht, wenn er im Sturm auf Hundswache[1] war und er schon bei 4 Glasen trotz Ölzeug und Südwester nur noch nassen Plünnkram am Leib hatte, weil die Gischt und überkommende Seen ihn eindeckten.

Aber nun? Nie wieder den Sturm spüren, nie wieder sehen, wie bei einer Wende der Bug langsam durch den Wind geht, während die Wache wie wild in die Brassen[2] einfällt[3], um die Rahen auf den neuen Kurs zu trimmen, ehe die Segel backschlagen[4], nie wieder spüren, wie das Schiff dem Ruder gehorcht, wie der Bug brav nickt, während der Klüverbaum[5] wieder voraus zeigt, auf Kurs. Oder die langen Nächte im warmen, gleichmäßigen Wind – das Schiff bewegt sich leicht in der Dünung, steigt unmerklich auf einen Berg und gleitet, sich leise neigend, wieder ins Tal – die Masttoppen pendeln zwischen den Sternen hin und wieder zurück, der Mond, das volle, runde Gesicht – „Rund wie´n Achtersteven von `ner Seuten[6]", meinte Klaas augenzwinkernd! – der Mond steigt langsam über die Reuelrah[7] hoch, leicht und unbekümmert, und rutscht dann langsam, wie „`en büschen angetüdert"[8],

---

1 Die Wache dauert 8 Glasen, 4 Stunden, die zu jeweils einer halben Stunde gezählt wird, einem „Glas", weil früher beim Ruder, dem Steuer eines Schiffes, eine große Sanduhr stand, die alle halbe Stunde umgedreht, „gestellt", wurde; 4 Glasen sind dann gerade die Hälfte der Wache. „Hundswache": von Mitternacht bis vier Uhr morgens

2 Brassen: Flaschenzüge, „Taljen", mit denen die Richtung der Rahen verändert wird; Rahen, die Querstangen, die die Segel tragen

3 Einfallen: gemeinsam kräftig an den Leinen ziehen

4 Backschlagen: Wenn der Wind von vorne kommt und die Segel gegen den Mast drückt, wodurch sogar die Rahen brechen können

5 Ein Rundholz als Verlängerung des Bugs, an dem die vorderen Stagsegel gefahren werden

6 Seute: eigentlich „Süße". Liebevolle Bezeichnung für ein Mädchen oder eine Frau

7 Reuelrah: oberste Rah eines Segelschiffes

8 Angetüdert: leicht betrunken

11

wieder auf die Rah zurück – Das alles nicht mehr erleben, das nicht mehr spüren? So eine gemütliche 8-12er-Wache irgendwo im Passat – die Freiwache hängt mit einer Dose Bier in einer Ecke auf einer aufgeschossenen Vorleine, in der Mitte sitzt Hein, der alte Segelmacher, mit seinem ebenso alten „Quetschbüdel" und spielt „La Paloma" und „Aloa He" und „La Cumparsita" – „`en echten Tango! Hab ich mal in La Bocca gelernt, Buenos Aires, weißt du! Damals, als noch Weizenfracht gefahren wurde!"

„La Paloma" und „Aloa He" und „La Cumparsita" – und darüber ein dicker Mond, die herrlichen weißen Segel im Mondlicht leuchtend, voll und bei[1], die Stagsegel wie scharfe schwarze Dreiecke aus dem dunklen und doch hellen Himmel geschnitten, der warme Wind von raum[2] – all das ersetzt durch eine Brücke wie ein Maschinenraum, ohne Luft zum Atmen, mit blinkenden Kontrolllampen und einem Kompass mit Zehntelgrad-Einteilung, auf dem ein Zeiger, wenn er mal – nein, nicht 10 - 15 Grad aus dem Kurs ging, wie das eine achterliche See bei starker Dünung und wenig Wind schafft, sondern vielleicht 2 - 3 Zehntelgrad auswanderte, von selbst, als stünde der Klabautermann am Ruder, wieder auf den voreingestellten Strich, den Kurs, zurückpendelt. Nee, nee! Das war nichts für alte Fahrenslüüt wie Jan Brass einer war. Eigentlich stand sein Entschluss fest, und so stellte er die Frage eigentlich nur der Form halber – eine zutreffende Antwort erwartete er gar nicht.
„Ehem – also, geevt dat denn ook `en Klabautermann auf so `nem Kontäner-Pott?"
Der Herr Vertreter der Reederei im schnieken, „feinen Mann" – dunkler Anzug, weißes Hemd und dunkelblaue Krawatte

---

1 Voll und Bei: Wenn der Wind so günstig zur Kurslinie steht, dass alle Segel gut voll stehen und das Schiff optimal Fahrt macht
2 Raum: Windrichtung halb von achtern, für Rahsegler günstigste Windrichtung

mit goldenen Admiralitätsankern drauf, der Herr Vertreter also guckte verdutzt, nahm die Brille ab und begann dann zu lachen. „Einen Kla – was? Bautermensch oder so? Nee, nee, auf einem modernen Containerschiff braucht man so was nun wirklich nicht! Da gibt´s Satellitennavigation, Radar bis zu 50 Seemeilen Tragweite, Wetterkartendrucker und elektronische Seekarten! Nee, so `nen Klabauter braucht man da wirklich nicht!" Und er wischte sich lachend die Tränen aus den Augenwinkeln.

„Dat heev ik mi denkt!", brummelt Jan, nimmt seinen Seesack auf, dreht sich um und geht.

Er besaß ein kleines Häuschen, in dem früher seine Mutter gewohnt hatte. Die war nun schon lange auf die letzte, große Fahrt gegangen, wie die Seeleute zu sagen pflegten. Das Häuschen, eher war es eine Kate, hatte unten außer der kleinen Küche nur eine Stube, die vollgestopft war mit Sachen aus seiner Fahrenszeit. Da hing ein großes Bild von der „TINA MARIE" an der Wand. Als Rahmen hatte Jan einen schönen, gebleichten Tampen[1] darumgelegt und mit einem kunstvoll gesteckten „Türkenbund" [2] abgeschlossen. Ein paar grüne Glaskugeln, wie Fischer sie als Schwimmer an ihren Netzen brauchen, baumelten von der Decke. Eine spanische Tänzerin mit gerafftem Rüschenrock und einem großen Kamm im hochgesteckten Haar stand neben einem Buddelschiff, in dem ein Viermaster sich durch die Wogen kämpfte. Geflochtene Schnüre und Knoten – sogenanntes „Fancywork" – bedeckten die Wände. Ein hölzerner, grün und rot leuchtender Papagei saß auf einer Stange; daneben lag ein Schiffskompass. Eine verschleierte Bauchtänzerin, aus Port Said hatte er

---

1 kurzes Stück Leine
2 Türkenbund: ein bestimmter Zierknoten

sie mal mitgebracht, bewegte sich in schlangengleichen Windungen, wenn man sie anstieß.
Und alle Schiffe, auf denen Jan gefahren war, standen fein aufgereiht in Rumbuddeln auf einem niedrigen Schrank. Buddelschiffe zu bauen war eine Kunst, die Jan beherrschte. Und sie ließen sich ganz gut an Landratten verkaufen, die mal zu Besuch an die Küste kamen, um ein bisschen weite Welt zu schnuppern. Dass Jan, bevor er so ein Schiff geschickt in die Flasche manövrierte, erst mal den Rum austrinken musste, damit überhaupt Platz für das Schiff entstand, war ein zwar bedauerliches, aber leider, leider unvermeidliches Übel!

Neben dem Verkauf von Buddelschiffen verdiente sich Jan noch etwas zu seinem bescheidenen Einkommen – er hatte sich von der Heuer in seiner Fahrenszeit ein bisschen was zurückgelegt! –, indem er abends im „Goldenen Anker" Quetschbüdel spielte und mit rauer Stimme dazu sang: „Einmal noch nach Bombay – einmal nach Shanghai . . ." oder „La Paloma" oder „Heute an Bord . . .". Die Ziehharmonika hatte ihm Hein, der Segelmacher, vererbt und ihm auch gleich beigebracht, ein bisschen zu spielen. „Et geit nich mehr, Jan! Die Finger sin stief wie `en Belegnagel."

Und so ging Jan denn, seitdem er nun an Land „vor Anker gegangen war", jeden Abend in den „Goldenen Anker". Er hatte seine gute blaue Skipperhose an mit den im Fußteil ausgestellten Beinen, dem sogenannten „Schlag", und seine Takelbluse, auf die er mit Takelgarn „TINA MARIE" gestickt hatte. Ein, zwei Buddelschiffe nahm er auch mit, vor allem an Wochenenden, wenn die Busse aus dem Binnenland ihre Ladung ausspuckten. Er sang, was die Gäste hören wollten – „Eine Seefahrt, die ist lustig" oder „Auf der Reeperbahn nachts um halb eins" –, freute sich, wenn die Gäste „Zugabe!" riefen und dafür einen ausgaben.
Und irgendwann in der Nacht, wenn der Letzte gegangen war und die Stühle hochgestellt wurden, ging er nach Hause – ein bisschen schwankend – zum einen, weil alle Seelüüt an Land

einen wiegenden Gang haben, den ihnen die Schiffsbewegungen in die Beine gebracht haben, zum anderen aber auch, weil nachts die Straße auf seinem Heimweg ziemlich bewegt war. Das hing wohl damit zusammen, dass das Meer so nahe war, dass die Straße gar nicht anders konnte!

Und manchmal – vor allem sonntags nachmittags – dann pilgerte er raus zum Hafen – vorbei an den riesigen Containerstapeln, die am Kai darauf warteten, auf die großen Schiffe verladen zu werden; er ging unter den himmelhohen Kränen hindurch, über rostige Schienen, stieg über Kabel und Festmachertrossen, kam an Öltanks vorbei – früher hatten hier mal die Krabbenkutter gelegen, aber das war auch schon lange vorbei! Und dann, am Ende des Hafengeländes, da wo ein löchriger Maschendrahtzaun das Eindringen verhindern sollte, wo ein paar alte Schiffsrümpfe vor sich hinrosteten, da lag sie! Immer noch ragten ihre schlanken Masten hoch in den Himmel, kühn geschnitten stand der Klipperbug, handig das runde Heck, auf dem zu lesen war: TINA MARIE. Jan stand dann lange versunken vor ihr – sein Blick ging hoch zur Groß-reuelrah[1]. Einmal hatte der wachhabende Offizier zu lange gewartet, ehe die Reuels und die Bramsegel weggenommen werden sollten, und als dann schließlich der Befehl kam, stand schon ein Wahnsinnsdruck auf dem Rigg; die aufgegeiten[2] Segel schlugen und knallten, dass die Geitaue und Gordinge fast gerissen wären – und dann mussten sie hoch.
Die Masttoppen schwangen hin und her wie wildgewordene umgekehrte Pendel, wenn das Schiff weit überlegte. Bis zur Saling hatten sie feste Webeleinen zwischen den Wanten, aber von da zur Bram- und zur Reuelrah gab es nur eine Jakobsleiter, die ebenso wild schwang – und dann, im richtigen

---

1 die oberste Rah am Großmast

2 aufgeien: die Segel von Deck aus erst einmal hochziehen wie eine Gardine, damit sie dann eingerollt, „aufgetucht", werden konnten

Augenblick, musste man übertreten auf das „Fußpferd"[1], krallte sich ins Jackstag[2] und legte (sich) weit aus, um das Segel aufzutuchen und die Zeisinge zu fassen zu kriegen – und dann: „Hoool up!" hoch mit der aufgerollten Segelwurst, den Zeising darum gezogen, unter dem Jackstag durch, dichtgeholt und mit einem Webeleinstek auf Slip[3] belegt. Aber sie schafften es! Ein andermal – er war allein oben auf der Reuelrah – sollte er eine Beule im Segel besser auftuchen. Anstatt nun die gute alte Regel zu beherzigen: „Eine Hand für dich, eine Hand fürs Schiff!", zerrte er mit beiden Händen an dem Zeising – und das morsche Ding riss. Er flog nach hinten, erwischte noch gerade ein paar Tampen vom „laufenden Gut", die er ein Stück mitnahm, konnte sich mit einer Kniekehle irgendwie – wie genau, wusste er hinterher nicht mehr – noch im Fußpferd einhaken, zog sich hoch und bekam wieder Stand – aber mit einem gewaltigen Schlotter in der Hose. Und das Deck, zu dem er hinunterschaute, lag sehr, sehr tief unten.

Jan schluckte, wischte sich mit dem Handrücken über die Augen und nickte zur „TINA MARIE" hinüber: „Warst en schoinet Schip! Na, der Klabautermann schall wohl noch an Bord sin!" Dann wandte er sich um und ging mit wiegenden Schritten nach Hause.

---

1 Fußpferd: starke Leine unter der Rah, auf der man stehen kann
2 Jackstag: eine Stange auf der Rah, in die man sich einhaken kann, an der auch die Zeisinge befestigt sind, mit denen die aufgetuchten Segel festgebunden werden
3 ein bestimmter Knoten, der sich mit einem Ruck wieder lösen lässt

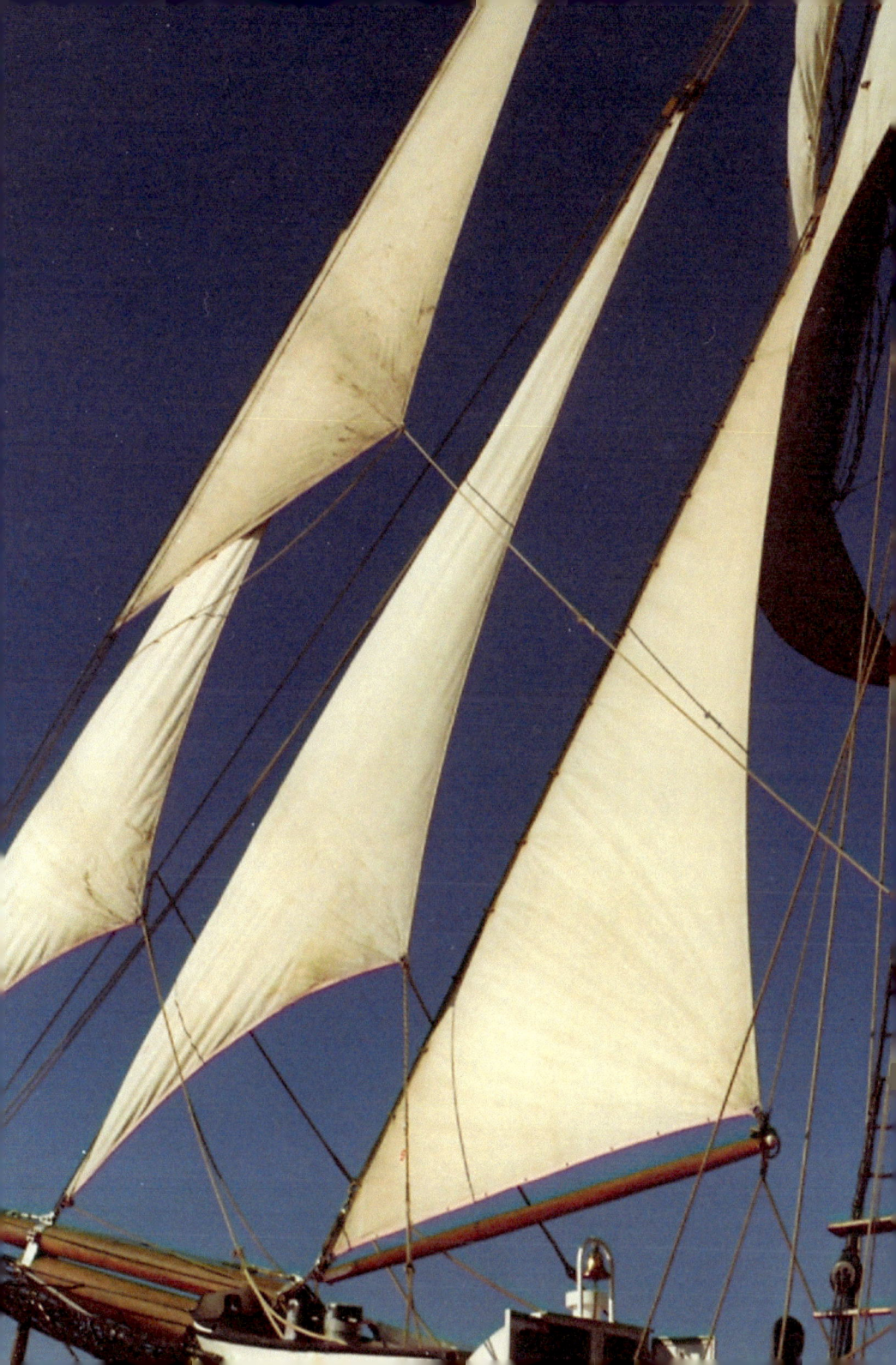

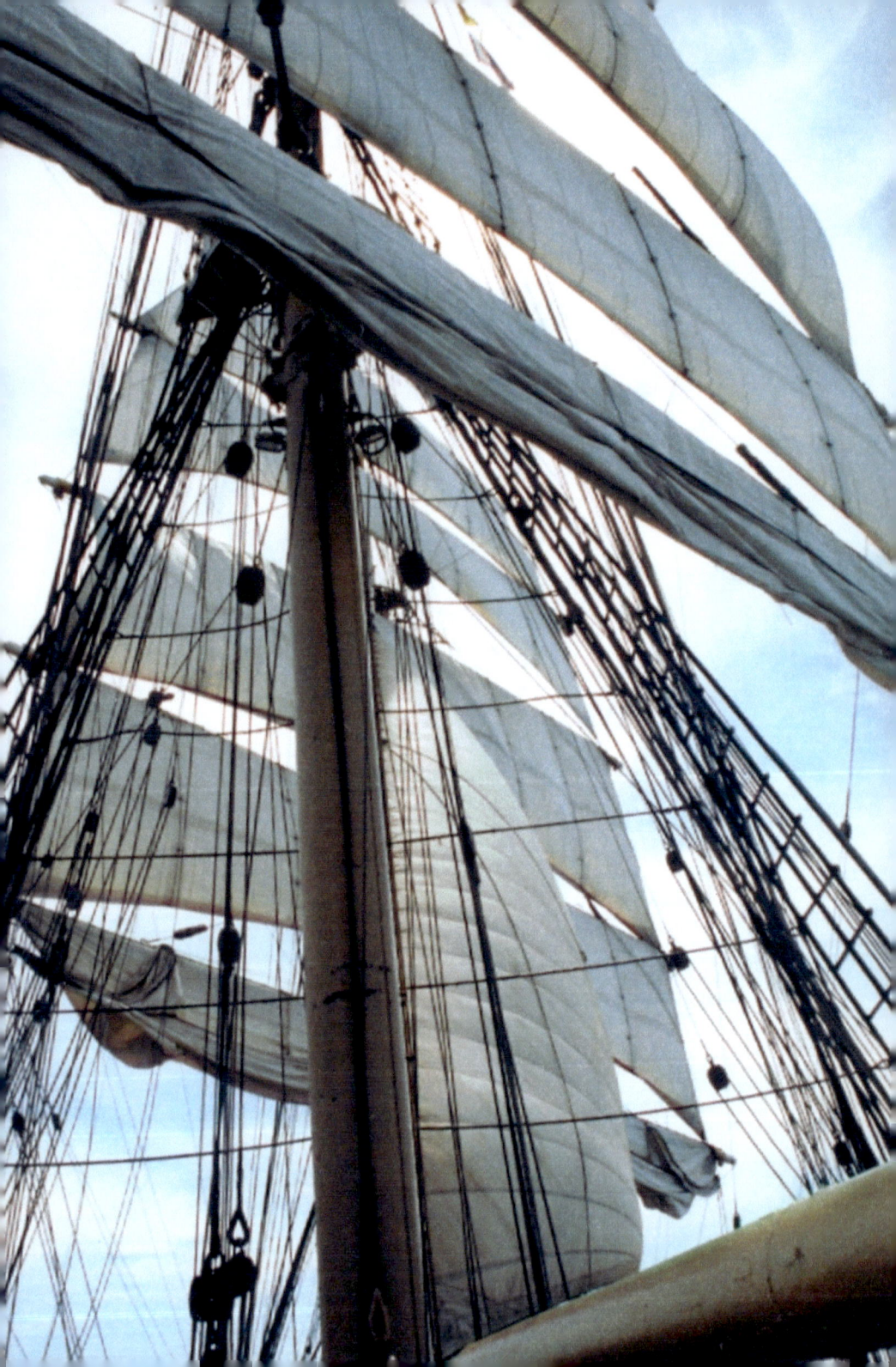

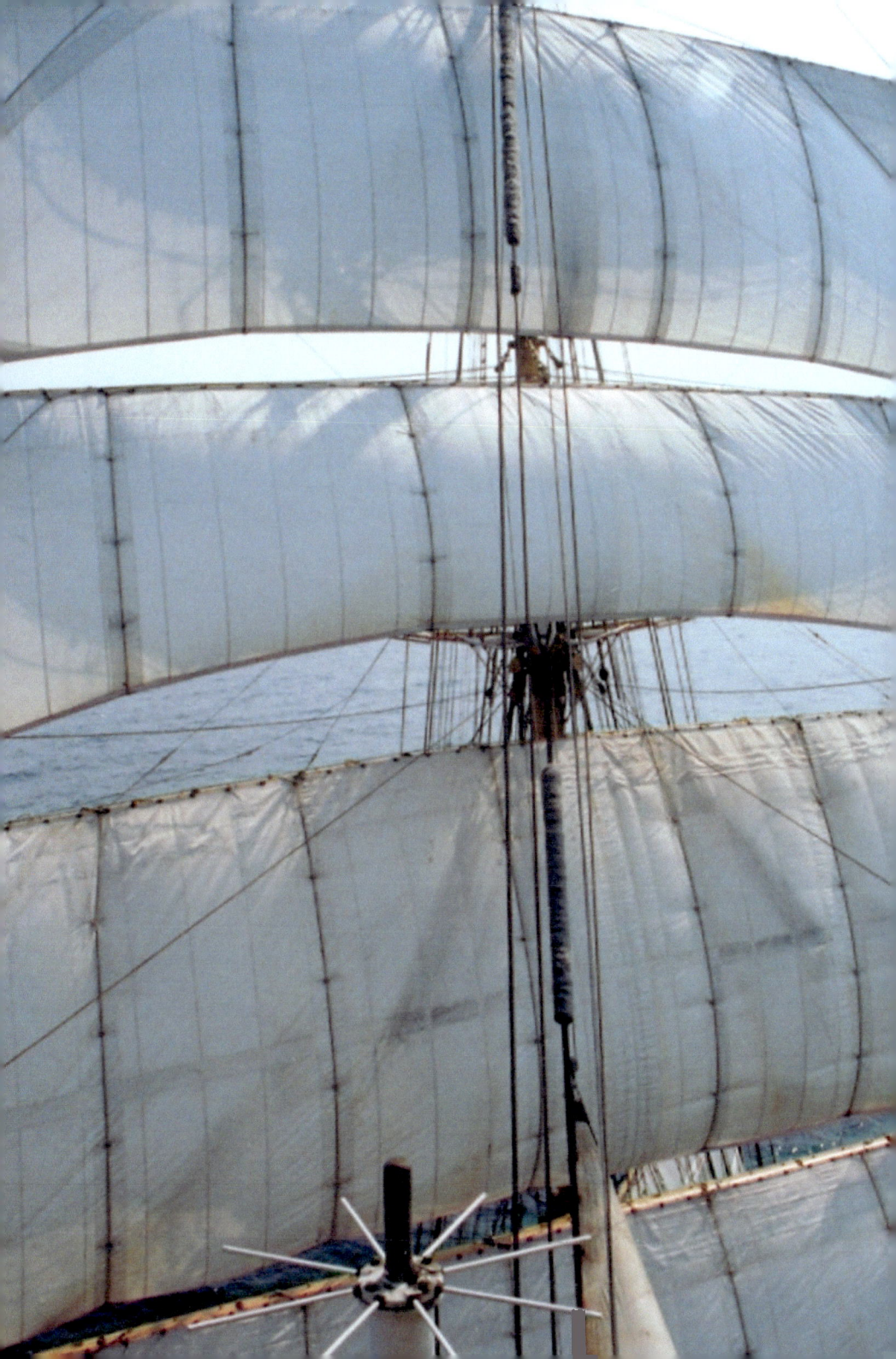

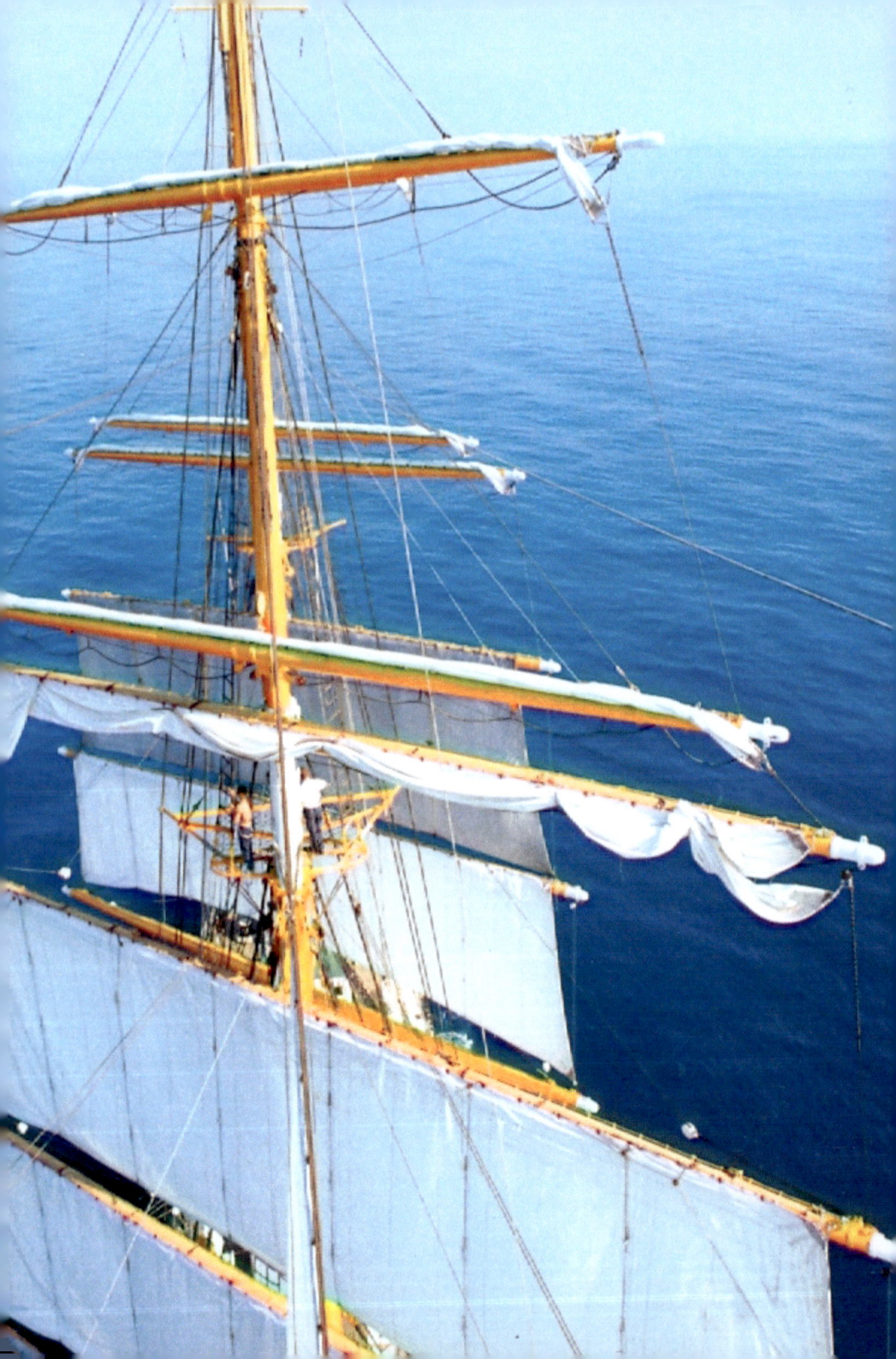

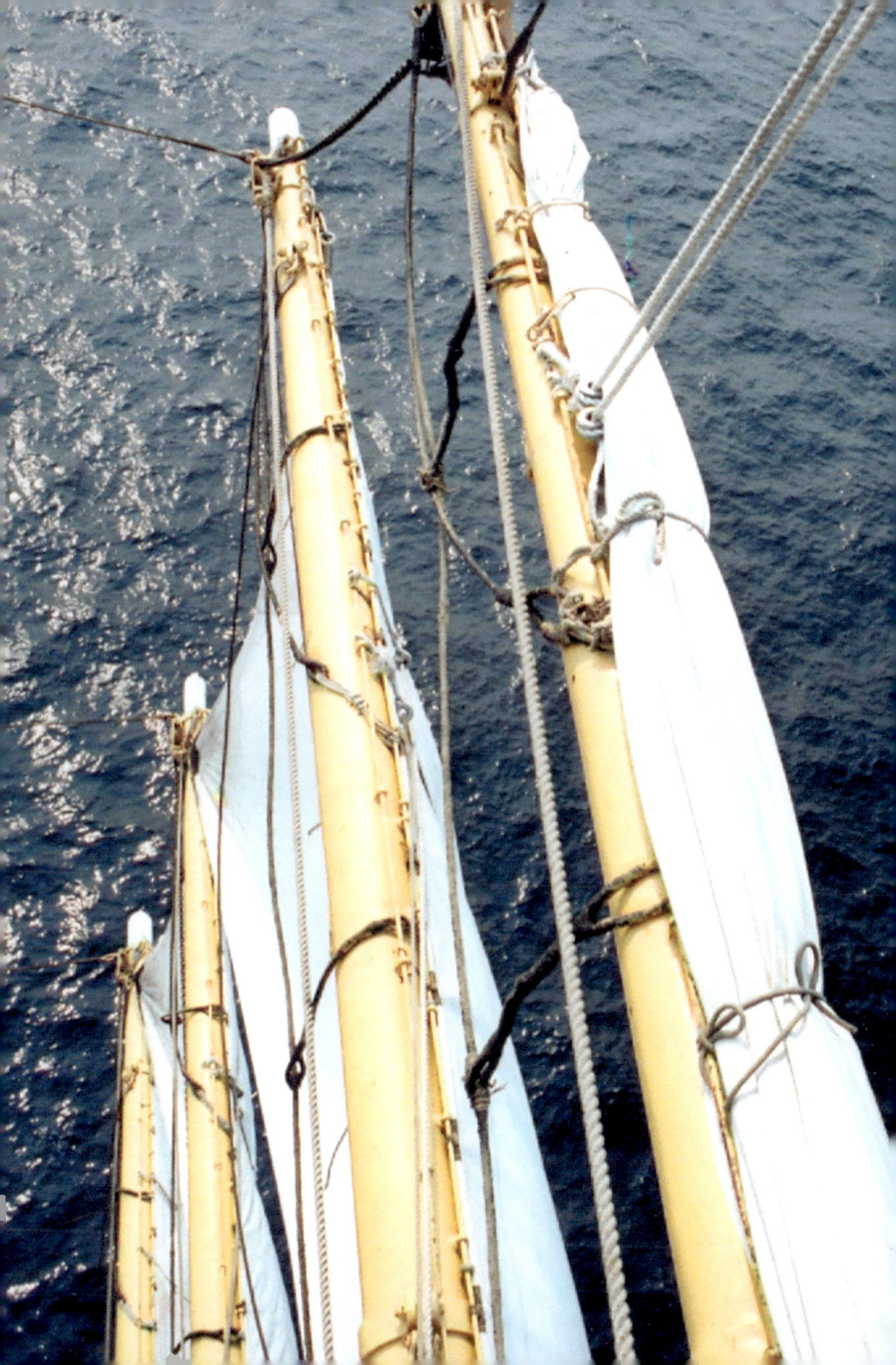

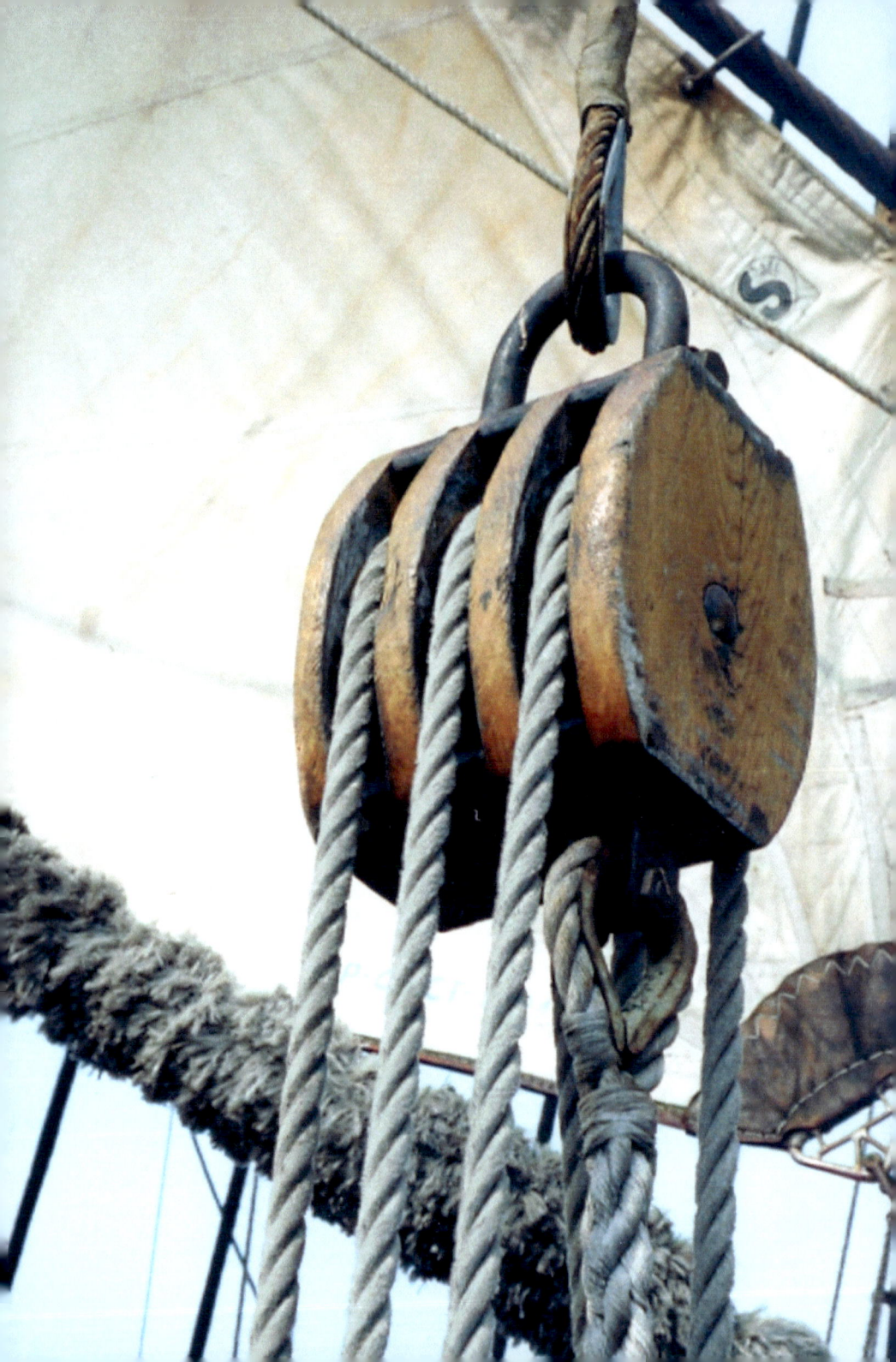

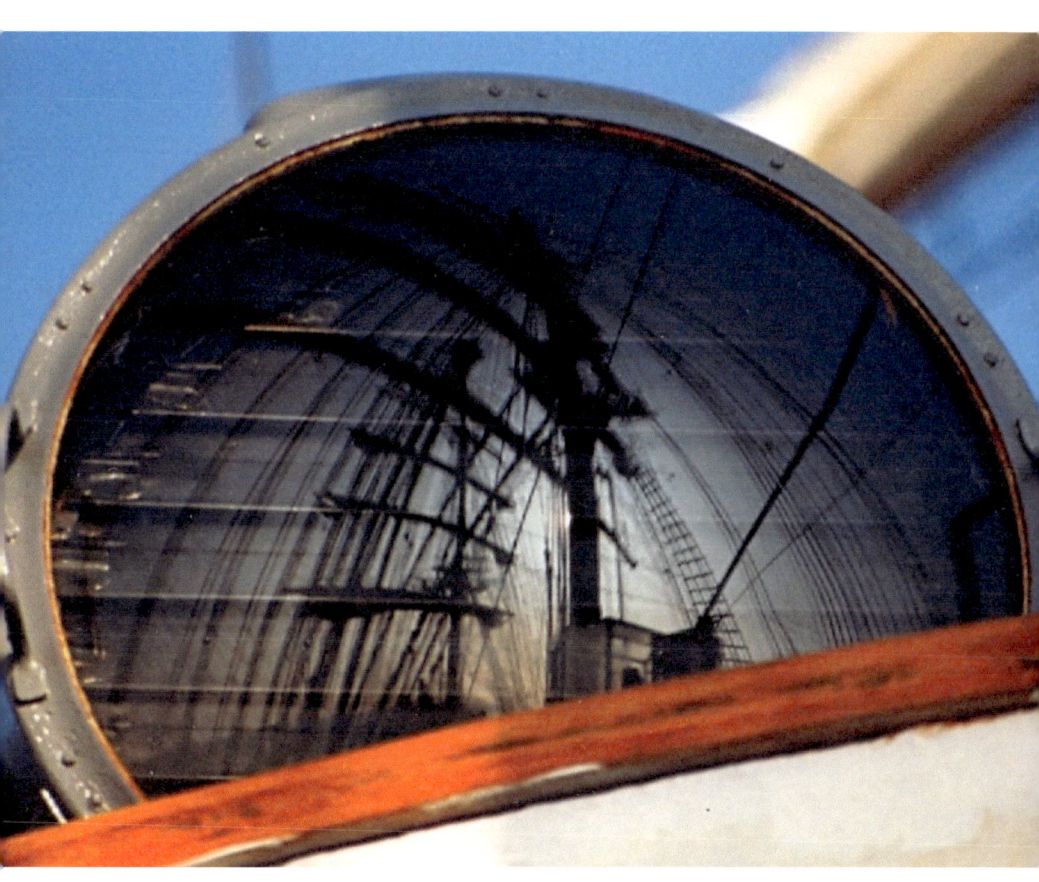

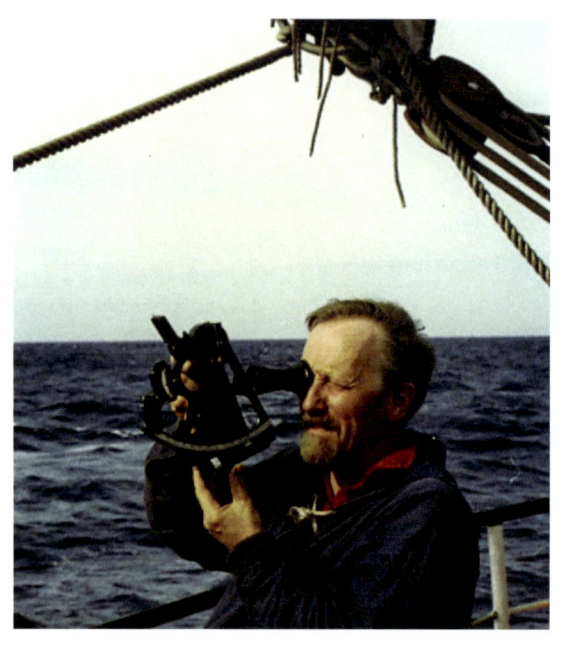

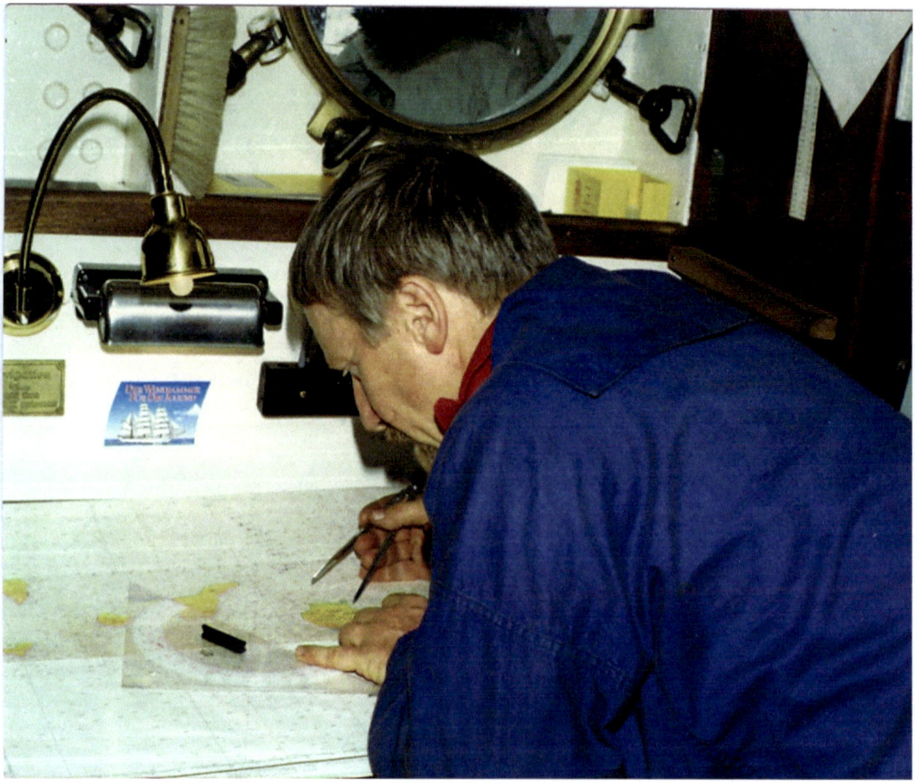

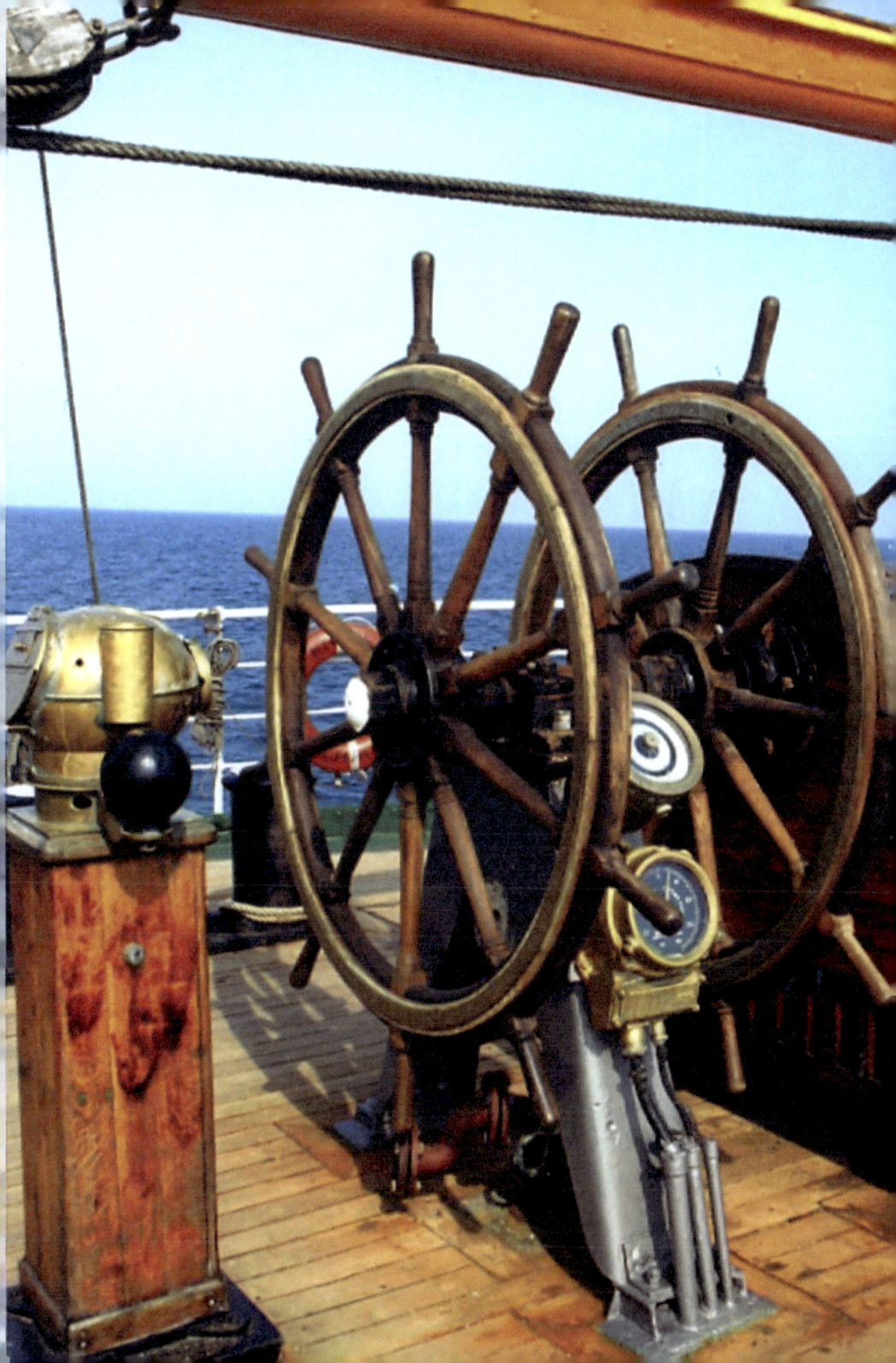

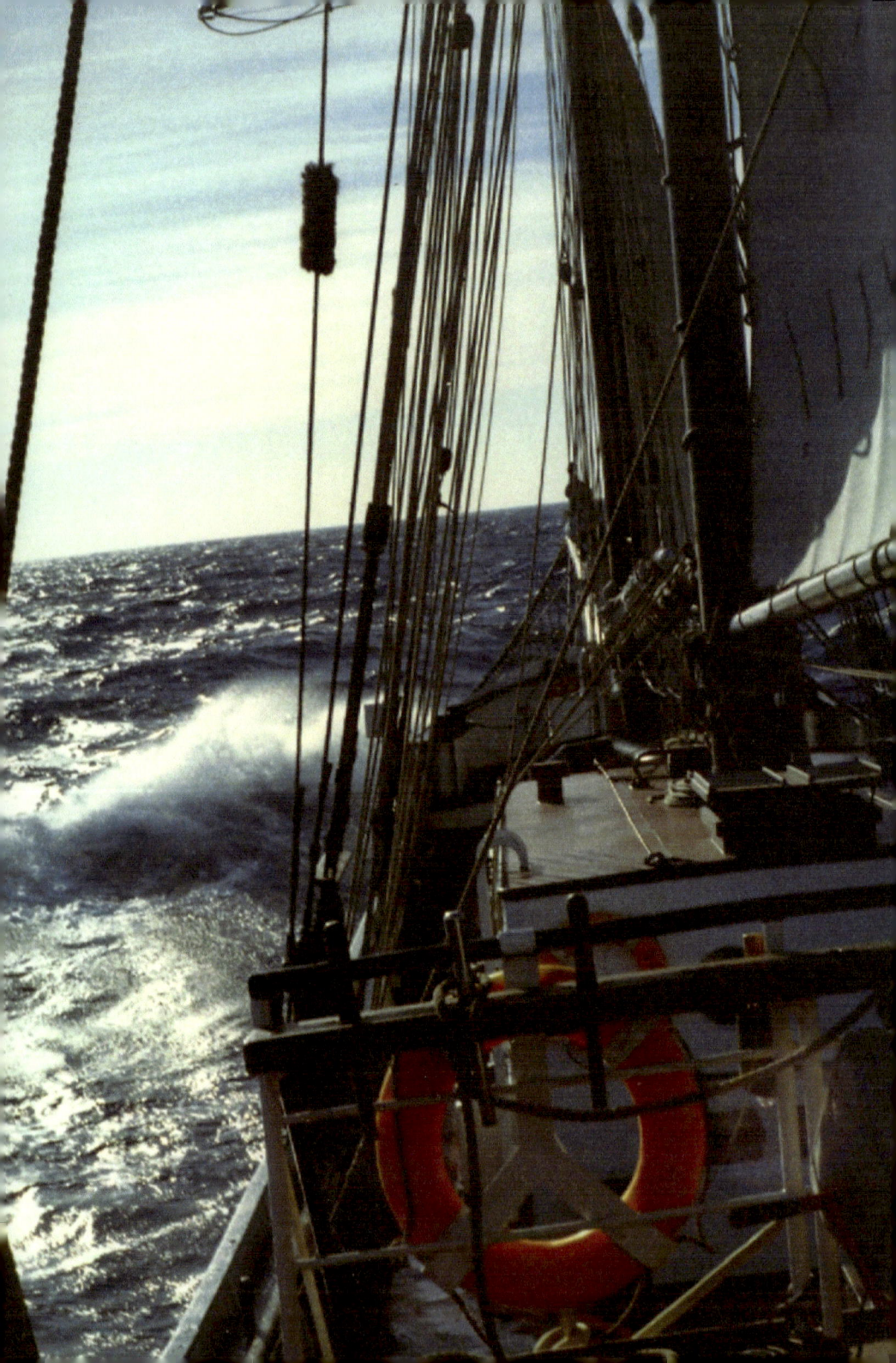

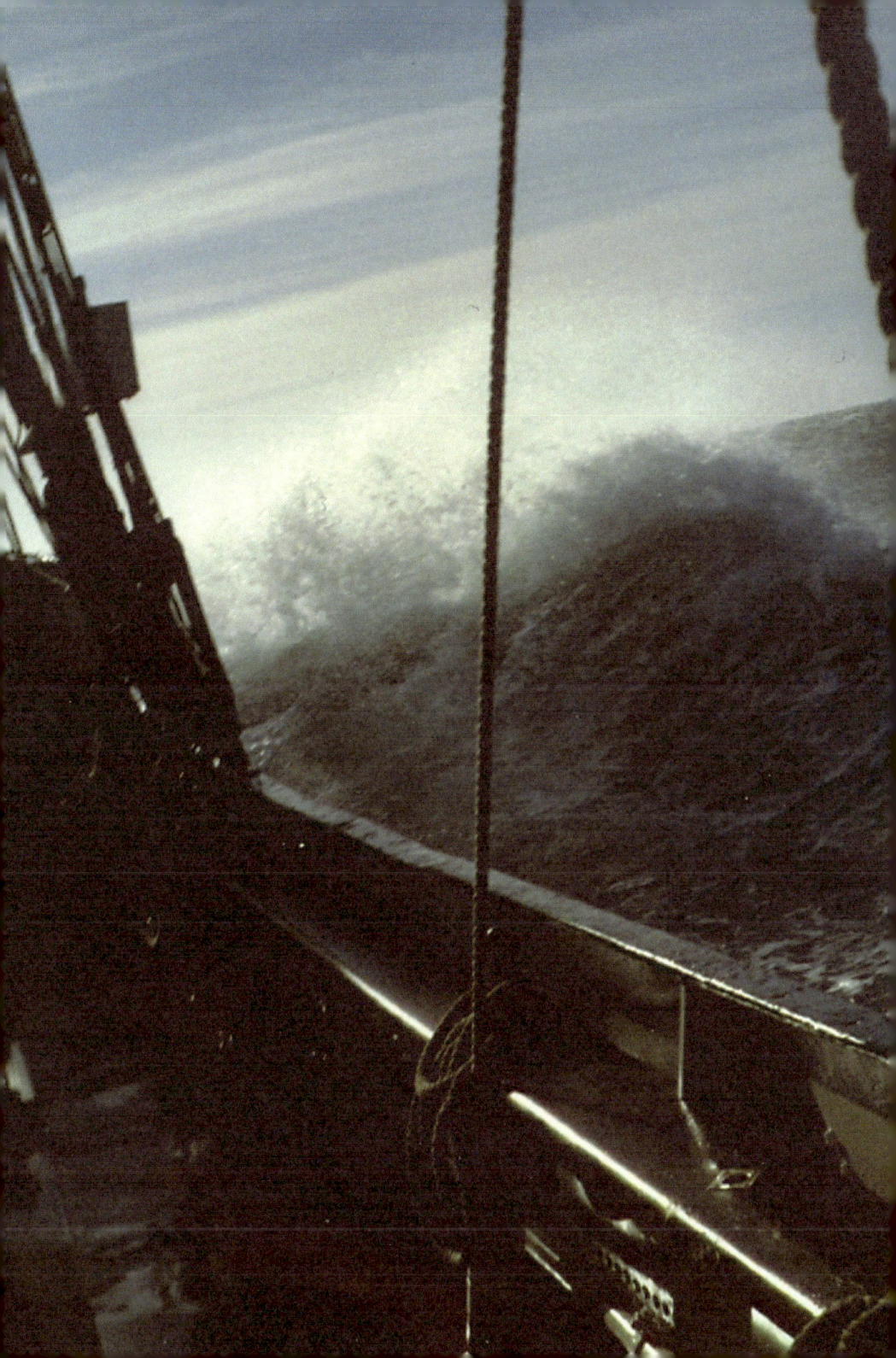

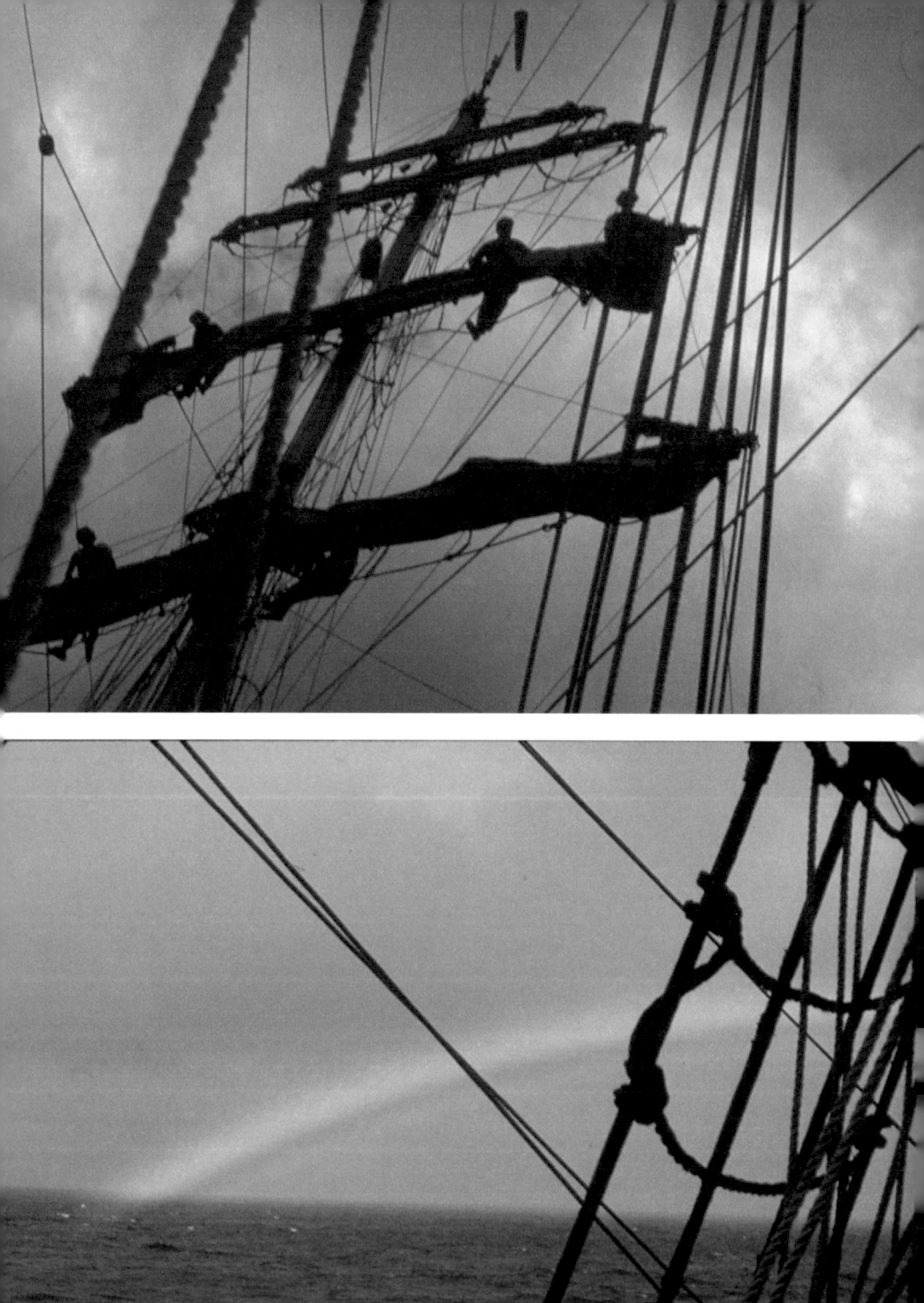

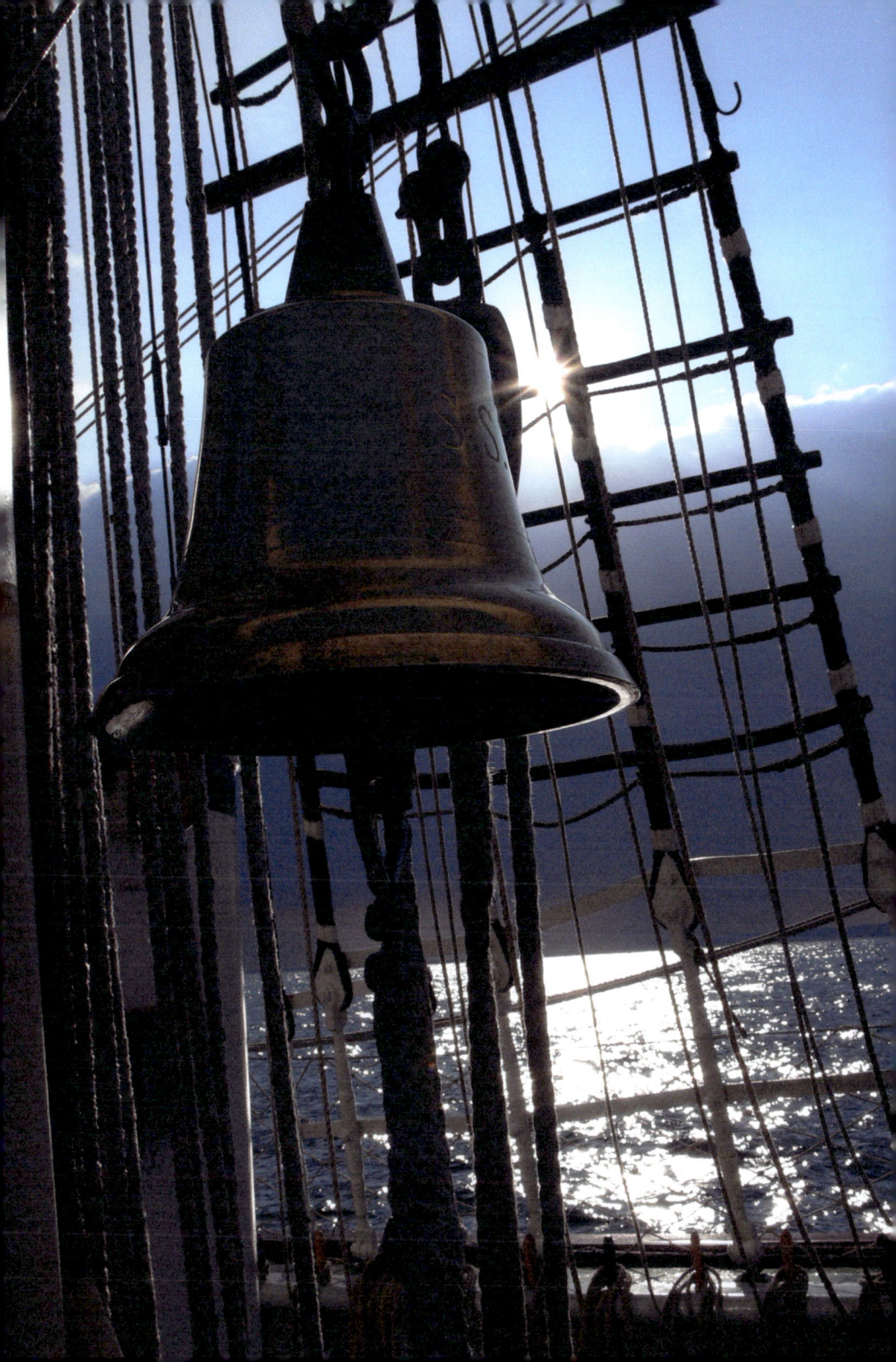

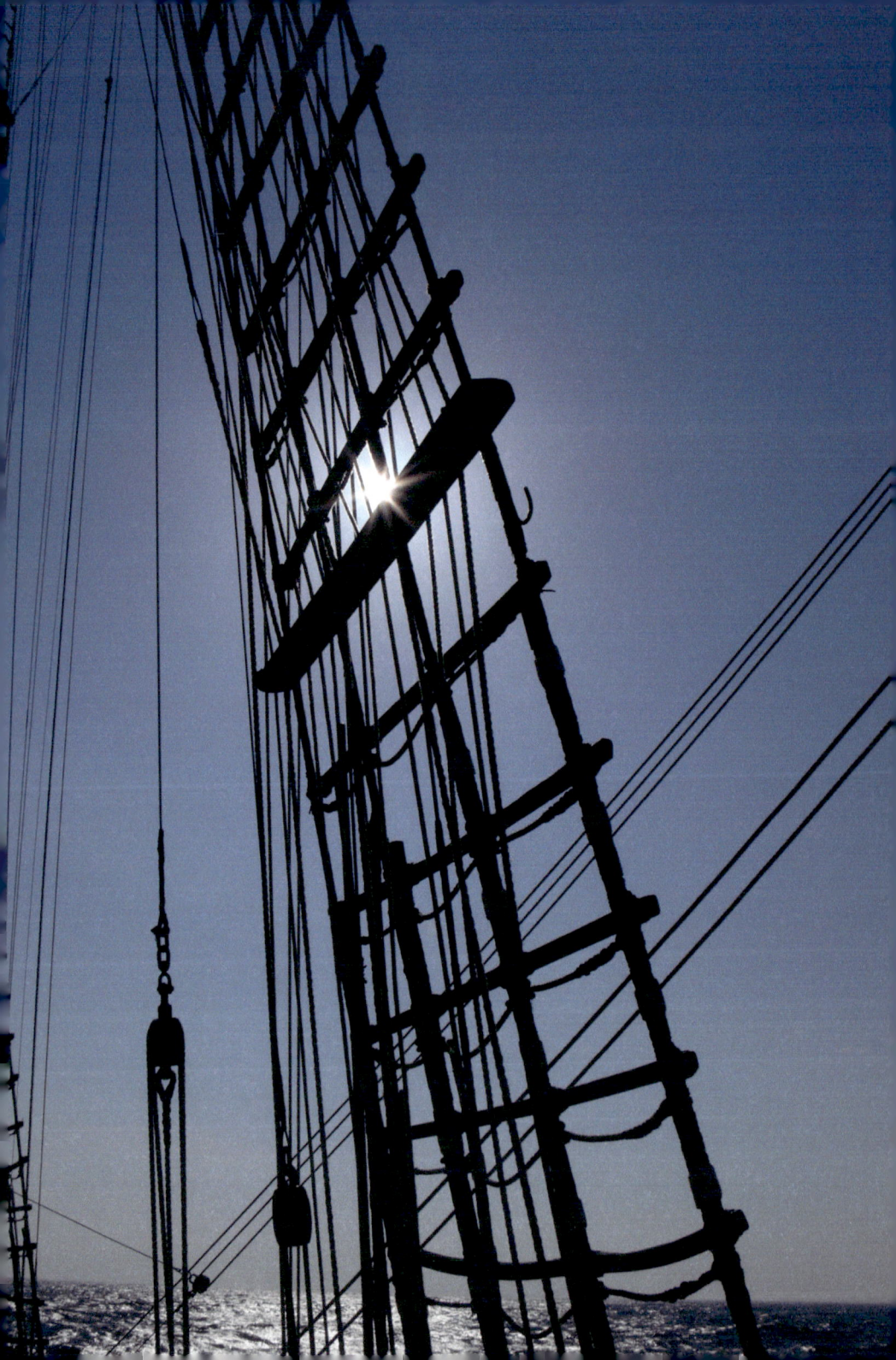

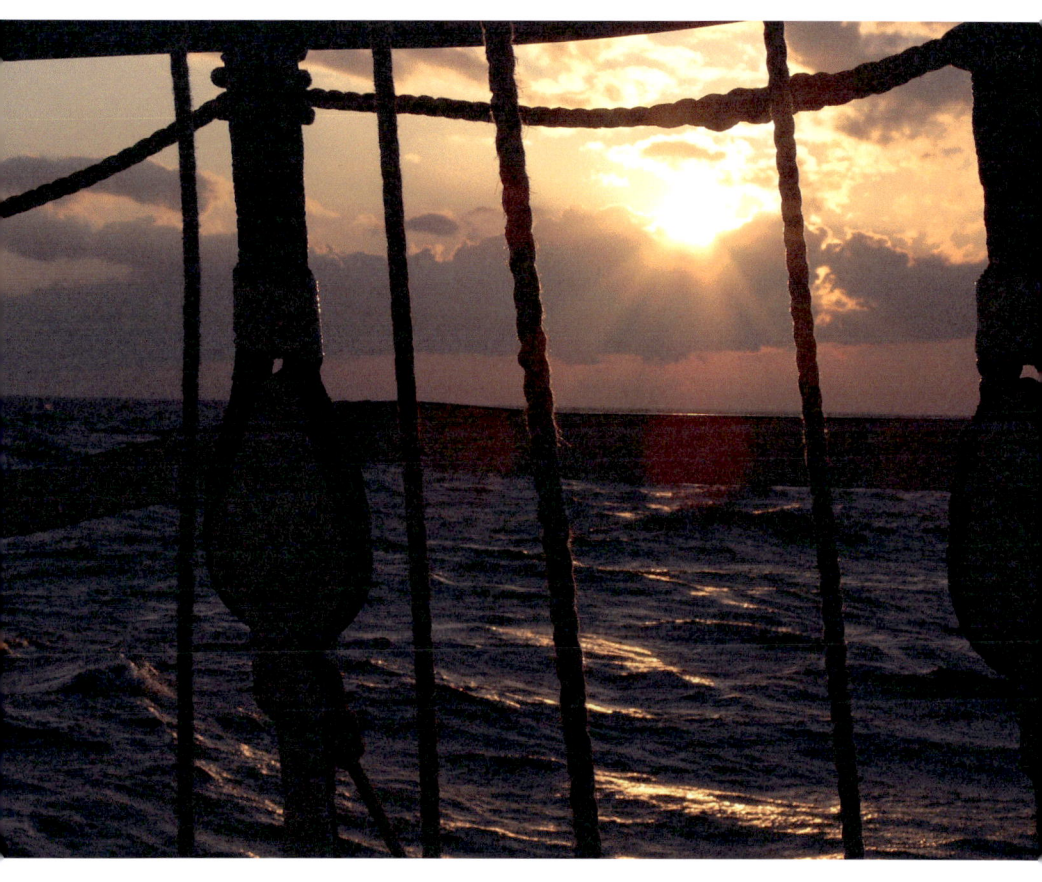

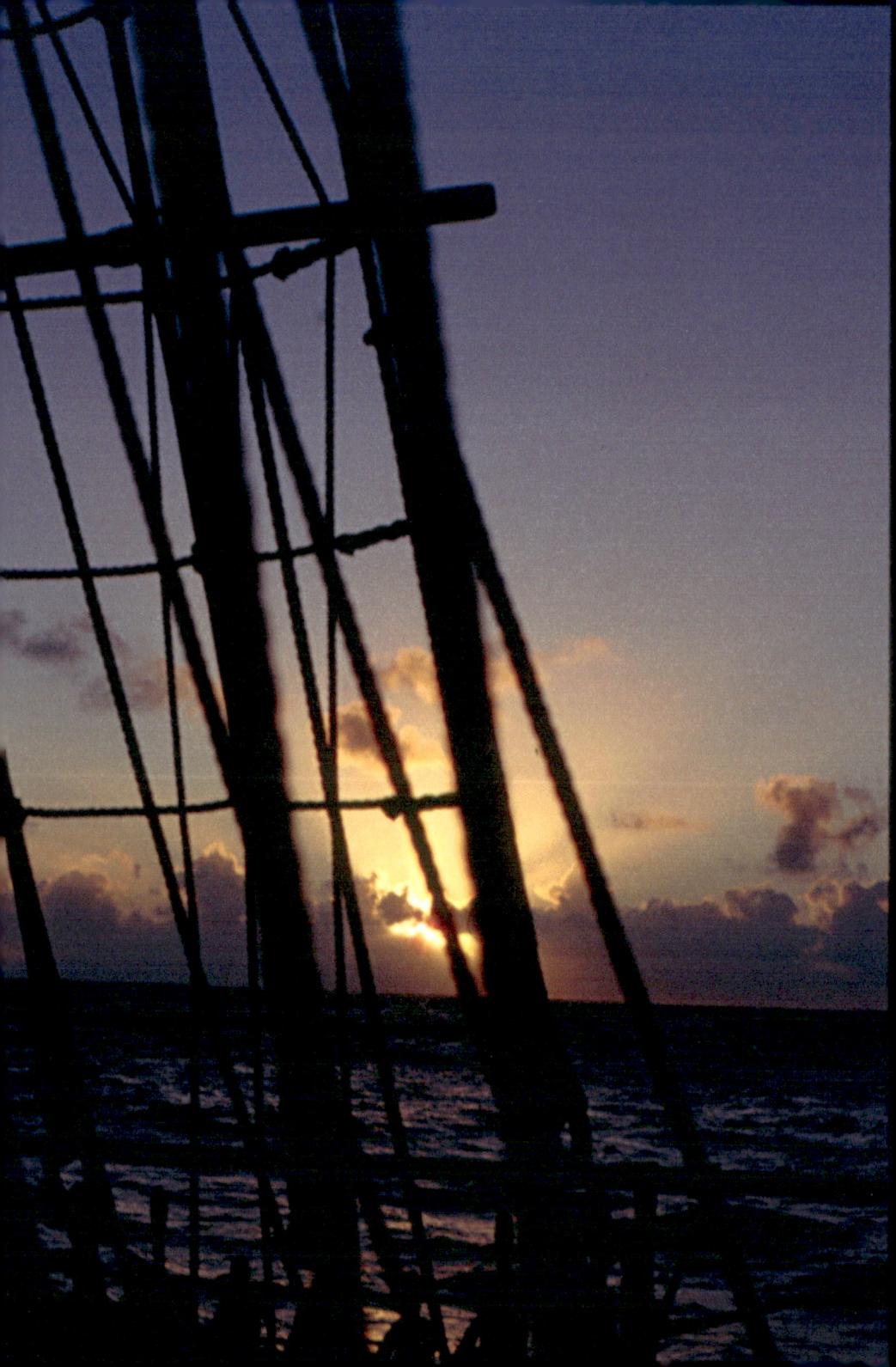

So vergingen die Tage und die Zeit – und es wäre wohl auch alles so geblieben –, aber neuerdings hatte er einen Logiergast: Tim hieß er, war fünfzehn, nee, schon sechzehn! Groß aufgeschossen, ein bisschen schlaksig. Er hatte Haare wie ein Weizenfeld im Sommer, Augen wie der Himmel, wenn ein frischer Wind ihn aufklariert und alle Wolken weggepustet hatte, und ein paar Sommersprossen auf der Nase gab es auch. Ein bisschen breiter müsste er schon noch werden – noch ein, zwei Jahre, dann gäbe er einen ganz guten Jungmann ab! Nur mit dem Mundwerk war er etwas zu flott. „Kein Wunder!", dachte Jan, „ wenn er nur von der Mutter erzogen wird; da fehlen ihm eben ab und zu ein paar Kräftige hinter die Löffel! Aber an Bord würden wir dir schon sehr schnell beibringen, wie sich ein Moses gegenüber einem Vollmatrosen oder gar einem Maat zu verhalten hat!" Tim war der einzige Sohn von Jans Schwester Marie. Und weil Marie die Jüngere war, hatte sich Jan immer als der große Bruder gefühlt und sich um sie gekümmert, erst recht, als ihr Mann, ein großer, wortkarger Fischer, in einem Novembersturm mit seinem Kutter draußen geblieben war. Tim war noch klein, und Marie versuchte, sich und den Jungen schlecht und recht durchzubringen. Jan gab ihr von seiner Heuer noch ein bisschen ab. „Is schon gut, Marie!", wenn sie sich bedanken wollte. Und nun musste Marie ins Krankenhaus. „Nee, nichts Schlimmes – nur der Blinddarm!" Und weil Tim nun irgendwie versorgt sein musste, kam er logischerweise zu Onkel Jan. Tim freute sich natürlich; Onkel Jan konnte so spannend von fremden Ländern und Häfen und natürlich von Segelschiffen erzählen – das war noch toller als im Fernsehen. Außerdem hatte er Schulferien, und so passte das ja ganz gut. Nur für Onkel Jan war das nicht so toll. Denn erstens konnte er nicht kochen – höchstens Labskaus. Aber das hätte ihm kein Smutje[1] abgenommen. Jan rührte einfach alles zusammen, was er noch in „Pött un Pann" vorfand, setzte einen Rollmops darauf und nannte das „Labskaus".

---

1 Smutje: der Schiffskoch

Aber mehr als dreimal konnte er das einem angehenden Jungmann auch nicht vorsetzen. Auf der „TINA MARIE" – nee,
das war davor! – da hatten sie mal einen Smut, der wagte es,
ihnen eine Woche lang immer dasselbe aufzutischen nur ohne
Rollmops und Spiegelei. Und da war mal die ganze Back-
bordwache in die Kombüse marschiert, um mit dem Smut „zu
sprechen". Und weil der große Mengen von Birnensirup ge-
bunkert hatte, den er besonders liebte, war er zum Abschluss
damit „gelabsalbt" worden – vorsorglich hatten sie noch etwas
Teeröl dazugegeben, mit dem eigentlich die Bekleedung[1] der
Wanten eingepinselt wird. Na ja, Tim war aber ein lieber Junge; auf so eine Idee käme der nicht. Andererseits sollte er natürlich auch nicht völlig verhungert aussehen, wenn er wieder
an seine Mutter abgeliefert würde. Das war das eine Problem
– die Verpflegung. Das zweite war noch erheblich schwieri-
ger: Der Bursche war in aller Frühe munter, wenn Jan noch
tief abgetaucht in seiner Koje lag. „Reise - reise[2], Onkel Jan!
Acht Glasen! Tagwache! Reise - reise!" „Verroll dich, Junge!
Ich hab Freiwache!", brummelte es aus der Koje. Und dann
besaß der Bengel doch die Frechheit, schon bald wieder auf-
zutauchen: „Reise - reise! Vier Glasen der Acht-Zwölfer-Wa-
che! Hebt die müden Seemannnsleiber! Backen un´ Banken[3]!"
„Backen un´ Banken is nich mitten in der Wache! Erst um
acht Glasen!" Aber irgendwann musste er dann doch mal aus
der Koje, ehe dieser Stint auf die Idee kam, „Alle Mann an
Deck!" zu rufen.

Na ja, so war das nu!

Aber im Augenblick herrschte eitel Sonnenschein. Jan war
mit Tim in den alten Hafen gebummelt; vorbei an riesigen
Containerstapeln, unter gewaltigen Kränen durch, über rostige Gleise und dicke Kabel, an den Öltanks vorbei, vorbei

---

1 Umwickelung mit geteerter Schnur
2 Weckruf: „Aufstehen!"
3 "Backen und Banken!": „Zum Essen kommen!"

an vor sich hinrostenden Wracks bis zum äußersten Ende des Hafens, wo drei hohe Masten, die noch vereinzelt Rahen trugen, den letzten Liegeplatz der „TINA MARIE" anzeigten. „Tja, min Jung, das war sie – en schoinet Schip!" Onkel Jan räusperte sich, und dann erklärte er, warum ein Klipperbug so toll und schnittig aussah, nicht so plump wie bei einem modernen Frachter oder Tanker, bei dem, wenn er geleichtert ist, auch noch so eine schrecklich unförmige Beule, fast wie ein Wasserkopf, nach vorne aus dem Wasser herausschaute. Er erklärte ihm das Vorschiff und die Back, die Abdeckung, unter der die „Deckshands", „die Lüüt", ihr Quartier hatten: „Vor `m Mast!". Und achtern, „hinter `m Mast", hatten die Offiziere und der „Alte" ihre Kammern. Und mittschiffs, das waren alles Laderäume. Jan beschrieb dem Jungen das Rigg, die Bedeutung der Stage, Wanten und Pardunen, die die Masten hielten; die Stricke dazwischen, das waren die Webeleinen, an denen man hochklettern konnte zur Mars und dann noch höher, zur Saling. „Und immer nur in Luv an den Wanten hochgehen! Sonst pustet es dich weg!" Mars und Saling waren kleine Plattformen, aber um sie zu erreichen, musste man außen über eine Reling klettern, die sie umgab. Man hing dann so im Überhang mit dem Rücken nach unten, vor allem wenn das Schiff stark rollte und nach Luv überlegte – und sah unter sich nur noch Wasser und kam sich vor wie ein Affe an der Bananenstaude! Jan benannte die Leinen für die Segel: die Falle, mit der eine Rah hochgeheißt werden konnte, die Schoten und Halsen, die das Segel nach unten stramm ziehen, die Brassen – große Flaschenzüge, sogenannte Taljen – mit denen die Stangen, an denen die Segel befestigt waren, die Rahen, je nach Kurs und Windrichtung bewegt werden konnten, was eine ganz schöne Plackerei sein konnte, wenn ein steifer Wind darauf stand. Und von den Schiffsglocken erzählte er: von der kleinen auf dem Vorschiff, mit der beim Ankerwerfen angezeigt beziehungsweise angeschlagen wird, wieviel Meter Kette durchgelaufen sind – alle zehn Meter ein Glockenschlag mehr, damit die auf der Brücke Bescheid wissen, wieviel schon raus ist! Oder wenn jemand auf der Back – der Erhöhung auf dem Vorschiff – auf Ausguck stand, gab er mit Glockenschlägen Bescheid, wenn er ein Schiff gesichtet hatte: Schiff an Steuerbord voraus: ein Schlag; Schiff an Backbord voraus, zwei, und wenn das Schiff genau von vorne kam – von „recht voraus" –, dann drei Schläge, und der Rudergänger bestätigte von achtern die Anzahl der Schläge mit der großen Glocke, der Schiffsglocke, die den Namen des Schiffes trägt. „Ausguck?", fragte Tim ungläubig, „ja hattet ihr denn damals kein Radar?" „Nee, so´n Tüdelskrom hatten wir nich! Da musste der Mann auf Ausguck schon gut aufpassen! Und auch sonst ist die Schiffsglocke natürlich sehr wichtig: Damit zeigte der Rudergänger die Zeit der Wache an! Jede halbe Stunde ein Schlag! Ein `Glas´ nennt man das! Das kommt daher, dass früher neben dem Ruder eine große Sanduhr stand; die sah aus wie eine sehr große Eieruhr. Und wenn der Sand durchgelaufen war, dann war gerade eine halbe Stunde vergangen und der Rudergänger musste die Uhr, eben das `Glas´, umdrehen; daher sagt man noch heute `Die Uhr stellen´! Tja, so gab es nach der ersten halben Stunde der Wache e i n Glas, und das wurde mit der Schiffsglocke vom Rudergänger angeschlagen, `Tim´ klingt das, gerade wie dein Name, Junge! Nach einer ganzen Stunde : `Tim – Tim!´ – zwei Glasen, weil es ja immer die gleiche Sanduhr ist und nicht etwa verschiedene Gläser! Die gibt es nur auf Freiwache und dann auch nur bei besonderen Anlässen! – Nach v i e r Glasen sind zwei Stunden oder die halbe Wache vorbei `Tim – Tim / Tim – Tim!´ Und bei acht Glasen ist `daddeldu´, Freiwache für die bisherige Wache! Und wenn es bei Wachwechsel acht G l ä s e r geben würde, wäre das ja wohl eine schöne Runde Rum für die Frei-wache! Tja, so is das mit der Schiffsglocke, der großen mit dem Namen des Schiffes! Sie ist gewissermaßen seine Seele! Und wenn sie bei ruhiger Fahrt mal von ganz alleine anfängt zu schlagen, dann heißt das, dass das Schiff untergehen wird!" „Ach, Schnickschnack! Aberglauben!", lachte Tim. „Auf den großen Containerschiffen braucht man keine Schiffsglocke!

Da verständigt man sich über Sprechfunk!" Jan wiegte den Kopf. „Nee, nee! Wenn die Glocke von selbst schlägt, dann ist das eigentlich der Klabautermann!" Tim lachte lauthals. „Klabautermann – So was gibt es gar nicht! Oder hast du schon mal einen gesehen?" Jan hob abwehrend die Hände. „Bloß nicht! Wenn man ihn sieht, dann bringt das Unglück – dann geht das Schiff unter!" „Und wie soll er aussehen, dein Klabautermann?", fragte Tim, und wie es Jan schien, mit einem leicht spöttischen Unterton in der Stimme und einem nicht zu übersehenden Grinsen auf dem Gesicht. „Na, ja . . .", Jan kratzte sich hinterm Ohr, „gesehen hat ihn wohl noch keiner, aber, nachdem, was man so hört, soll er so eineinhalb Ellen groß sein; er trägt Seestiebel, Ölzeug und einen Südwester." „Und das Gesicht? Ich meine, wie sieht er aus?" „Tja – hm – wie sieht er aus? Wie halt ein alter Fahrensmann so aussieht: gegerbt, zerfurcht – wie ein Paar olle Seestiebel; und einen weißgrauen Skipperbart hat er bestimmt auch! Und natürlich ganz, ganz scharfe Augen!" „Und was treibt er so an Bord?" „Na, ja, das Wichtigste bei einem Segelschiff ist natürlich eine gute `Seemannschaft´, das heißt, alles muss in Ordnung sein! Alles Tauwerk, zum Beispiel Festmacherleinen, muss ordentlich aufgerollt, oder wie wir sagen, aufgeschossen sein, alles, was auf der Nagelbank..." „Nagelbank? Ach so, wo die ganzen Leinen für die Segel an den Halterungen, den sogenannten Belegnägeln bereithängen!" „Richtig! Neben den Schoten auch alle Fallen, Gordinge, Geitaue , mit denen die Segel hochgezogen werden, bevor man sie richtig auf der Rah auftucht – alles muss auf seinem Platz sein, damit man es auch im Dunkeln findet! Und es soll alles schön klarlaufen, wenn es mal schnell gehen muss, denn wenn im Ernstfall eine Leine irgendwo hängt, dann `Gute Nacht!´ Stell dir vor, du musst zum Beispiel umbrassen, das heißt, die Rahen, an denen die Segel hängen, müssen anders gedreht werden, weil plötzlich der Wind umgesprungen ist, und du willst die Luvbrassen...–" „Also auf der Windseite!" „Richtig! Also, du sollst die Luvbrassen dichtholen, und dic ganze Wache holt, also zieht wie verrückt, und die Rah bewegt sich nicht, weil irgendwo eine Leebrass hängt, dann kannst du schnell in Teufels Küche kommen! Oder wenn die Ladeluken nicht dicht geschlossen sind und die Persenning darüber ist nicht gut angelascht, so dass Wasser in den Laderaum dringen kann, und du hast zum Beispiel Weizenfracht geladen und der Weizen quillt im Wasser auf – dann `Geht's in den Bach´!" „Aber wenn irgendwo ein Seil hakt oder die Abdeckung der Ladeluken nicht dicht ist, dann ist das doch die Schlamperei der Decksleute, oder der Bootsmann oder der Ladeoffizier haben gepennt! Dafür braucht man doch keinen Klabautermann!" Jan wiegte den Kopf: „Hm, ja – aber wenn ein Tau, oder Tampen, wie wir sagen, nicht ordentlich aufgeschossen ist, dann macht er noch zusätzlich einen Knoten, einen Kink in den Tampen, und wenn eine Luke nicht fest verschlossen ist, dann setzt er seinen Fuß in den Spalt und macht ihn noch größer!"

„Pfui, dann ist das aber ein gemeiner Kerl!" „Na ja, so is dat ja nu ook weer nich! Hei will ja man nur, dat an Bord allens klor löpt!" „Ich denke, das ist Sache vom Bootsmann!" „Na ja, schon – aber der Klabautermann hilft dann schon ein büschen mit! Und wenn alle Tampen ordentlich aufgeschossen klar liegen, alle Lüüt in Ordnung sind, dann löpt eben allens prima und der Klabautermann is zufrieden!"

Tim grinste. Dann trat er einen Schritt vor, legte die Hände wie einen Trichter an den Mund und rief zur „TINA MARIE" rüber: „He, Klabautermann! Zeig dich doch mal – oder komm uns mal besuchen!" Jan tat einen Satz nach vorne, packte Tim im Genick wie einen jungen Hund und schüttelte ihn. „Nu mach man deine Klüse dicht! Du bis wohl nich ganz klar im Kartenhaus! Mit dem Klabautermann macht man keine Spöksies!" Jan wandte sich verärgert ab und stapfte davon, so dass Tim ihm wohl oder übel folgen musste. Er drehte sich schnell noch einmal um und warf einen scheuen Blick hinüber zur „TINA MARIE", aber nichts bewegte sich auf ihr, und so folgte er denn Onkel Jan nach Hause.

Was Tim nicht ahnen konnte: Der Klabautermann hatte ihn gehört. Seit die „TINA MARIE" verlassen worden war, hatte er sich im Vorschiff eingerichtet. In einem Gatt unter der Back[1], in dem noch ein paar Rollen Tauwerk aufgeschossen lagen, ein paar Segeltuchplanen zusammengefaltet aufgeschichtet waren und ein paar Pötte Teeröl, die dem Raum den herrlichen Duft gaben, herumstanden, war nun sein Quartier. An einem rostigen Nagel an der Wand hingen sein Ölzeug und sein Südwester, die Seestiebel standen davor. Jetzt hatte er nur seine dunkelblaue Skipperhose an, die Bootsschuhe und seine Takelbluse und natürlich die unvermeidliche Pudelmütze. Er lag in seiner Hängematte, die er sich aus dem Segeltuch genäht hatte und sinnierte. Schon lange gefiel es ihm hier nicht mehr. Natürlich war die „TINA MARIE" ein Segelschiff, aber eben kein richtiges mehr – die Segel fehlten, und auf große Fahrt würde sie nie mehr gehen. Irgendwann kämen die Krachmacher mit Brennschneidern und Vorschlaghämmern. Sie würden die stolzen Masten umlegen und diesen herrlichen Rumpf zerschneiden, den kühnen Klipperbug und das handige, runde Heck.

Und dann? Dann gab es sie nicht mehr, dieses schöne, stolze Schiff. Und dann brauchte sie auch keinen Klabautermann mehr, wozu auch? Und außerdem war der Lärm in diesem Hafen unerträglich. Tag und Nacht kreischten Kräne, irgendwo rasselte und tutete es, das beständige dumpfe Dröhnen der Schiffsdiesel – all das war nichts für einen Klabautermann, der eben nur Segelschiffe mochte. Natürlich lagen auch die mal im Hafen, klar, sie mussten ja mal Ladung löschen, neue übernehmen, und die Jahnmaaten mussten mal an Land zu einer „Seuten" – klar! Aber erstens gab es an ihrem Liegeplatz

---

1 Verschlag im Vorschiff

nicht dieses gewaltige Dröhnen, das die schweren Container-
pötte von sich gaben, und außerdem wollten alle, sogar die
Matrosen, nach ein paar Hafentagen wieder auf See – und
dann hörte man nichts mehr als das Rauschen und Klatschen
der See an der Bordwand, den Wind in den Stagen und Wanten, das Trampeln der Seestiebel an Deck, die Pfeife des
Bootsmannes, die Schiffsglocke, wenn geglast wurde, die un-
vermeidlichen Kommandos, das „Hoool up!" des Bootsmannes und das Gelächter der Freiwache, das manchmal in ein
röhrendes, dröhnendes Singen überging: das war die Musik,
die ein Klabautermann liebte, aber nicht das hier in diesem
Hafen! Und so kam dem Klabautermann der „TINA MARIE"
die Einladung von Tim gerade recht!

„Na wart, mal, du Stint! Wenn du den Klabautermann haben
willst . . . !"

So packte er denn seinen Plünnkram in seinen Seesack, rollte die Hängematte ein und staute sie dazu, ebenso Ölzeug und
Seestiefel, weil ihm sein Gespür sagte, dass es diese Nacht
weder Regen noch Sturm geben würde, klarierte seine Kammer auf – das gehörte nun auch mal zu guter Seemannschaft!
–, ging ein letztes Mal über Deck, schaute noch einmal hoch
zu den Masttoppen, zu den Rahen, die keine Segel mehr trugen, und als es dunkel wurde, nahm er seinen Seesack auf und
verließ das Schiff. Er stolperte und wäre beinahe hingeschlag-
gen. „Schietkrom!" Mit dem Fuß war er in der Schleife eines
dicken Elektrokabels hängengeblieben, das sich ziemlich un-
ordentlich über den Boden hinringelte. „Na wartet!", brummte
er ingrimmig und schob das Kabel vor die Räder eines großen
Krans, so dass dieser bei der nächsten Bewegung über das
Kabel fahren musste und es zerschneiden würde. „Euch werd
ich Ordnung lehren, ihr Schlamper!" Und er musste noch et-
liche Male tätig werden, bis er den Hafen verlassen hatte. Da
lag ein vergessener Vorschlaghammer herum – den steckte
er in das Getriebe eines großen Räderwerks; ein Container
war nicht ordentlich gesichert, und so nahm er denn die Ver-

schlussbolzen heraus, versteckte sie und öffnete vorsorglich die Öffnungsklappe. „Wenn euch das auf See passiert, dann gute Nacht! Dann hilft euch nicht mal mehr der Klabautermann!" Schließlich entdeckte er noch ein Auto, dessen Handbremse nicht angezogen war. Schon wollte er es ins Hafenbecken schieben, aber das schien ihm doch ein bisschen zu grausam, und so begnügte er sich, es gegen einen Container rollen zu lassen. „Nächstes Mal passt´ besser up, du Penner!"

Dann machte er sich auf den Weg zur Kate von Jan. Tim lag schon lange in der Koje und ratzte[1]. Jan war noch im „Goldenen Anker" und spielte „La Paloma" und was sonst noch gewünscht wurde. Der Klabautermann sah sich ein bisschen um. Jans Ölzeug hing ordentlich auf einem Haken hinter der Tür, die Seestiebel standen davor, wie sich das gehört, auch wenn Jan sie schon lange nicht mehr benutzt hatte. In seiner Stube lag sein Arbeitsmaterial, das er zum Bauen von Buddelschiffen brauchte, ordentlich zurechtgelegt – sein Bootsmesser, Takelgarn, ein bisschen feines Tuch für die Segel, Kitt, Farbe, ein paar leere Rumbuddeln standen auch schon bereit. Der Klabautermann schnupperte daran, bedauerte sehr, dass sie leer waren, entdeckte dann aber nach zielstrebigem Suchen eine noch ziemlich volle. Er nickte zufrieden, entkorkte sie und setzte sie an. Nun darf man eigentlich nicht ohne weiteres an jcmandes Rumbuddel gehen, auch ein Klabautermann nicht, aber da er mit Jan einer Meinung war, was Segelschiffe, das Meer, Fahrenslüüt, Große Fahrt und Seemannschaft anging, so sah er darin durchaus die Berechtigung zu einem kräftigen Schluck.

Unterdes hatte Jan sein letztes Lied gespielt, den Quetschbüdel eingepackt und war auf dem Weg nach Hause. Er schwankte ein bisschen – allerdings nur ein bisschen, und das war ja auch kein Wunder bei diesem Seegang, gegen den er ankämpfen musste. Zuhause angekommen, wunderte er sich

---

1 schlief

zwar, dass die Tür nicht abgeschlossen war. „Mookt nix! Bei mir is nix zu klauen, und Besuch krieg ich auch keinen!", dachte er, schloss die Tür, zog die Stiebel aus und ergriff das starke Tau, das er als Handlauf neben der Treppe angebracht hatte, die nach oben führte in seine Kammer. Er hangelte sich empor und – „Neeee!", schrie er – da stand er, leibhaftig, der Klabautermann, genau so wie Jan ihn sich immer vorgestellt hatte: So eineinhalb Ellen hoch, das Gesicht gegerbt und zerfurcht wie ein paar alte Seestiebel, wie ein oller Fahrensmann halt so aussieht. Er trug weite blaue Skipperhosen, Bootsschuhe, einen schweren blauen Pullover, „Troyer" nannte man so etwas, und seinen Südwester. „Na du Suffkopp, oller Fahrensmann!", begrüßte er Jan freundlich vom oberen Treppenabsatz.

„Nee, segg, dat et nich wohr is!", rief Jan. „Na, klor is dat wohr", erwiderte der Klabautermann. Jan verlor die Fassung und das Tau, das als Handlauf nach oben führen sollte in seine Kammer, polterte rückwärts die Treppe herunter und fiel recht unsanft auf seinen Achtern. Oben erschien Tim aus seiner Kammer; reichlich verschlafen guckte er aus seinem Schlafanzug mit den roten Punkten. „Onkel Jan! Was ist passiert? Hast du dir wehgetan?" Er stolperte die Treppe herunter und half ihm auf. „Er is da! Bei uns im Huus! Der Klabautermann! Junge, Junge, da hast´ was Feines angerichtet!", ächzte Jan und hangelte sich an dem Tau nach oben. Tim schnupperte, was nicht sehr taktvoll war. „Kann das vielleicht mit etwas anderem zusammenhängen – ich meine, hast du vielleicht was getrunken – ich meine...?!" „Nee, nee! Nur en büschen Tee mit was drin! Nee, Jung! Der Klabautermann is hier an Bord bei uns! Du wirst schon sehen!" Jan hatte seine Kammer erreicht und verrollte sich in seine Koje.

Am nächsten Morgen – ehrlicher gesagt war es schon Mittag – war Onkel Jan sehr in sich gekehrt, man könnte auch sagen, nachdenklich und verschlossen. Er nuckelte an seiner

Tee - Mug[1]; richtig essen mochte er nicht. Brummend verzog er sich in seine Stube, um an seinen Buddelschiffen weiterzubauen. Gedankenverloren griff er nach seiner Rumbuddel, die unten neben seinem Arbeitstisch stand. Er nahm sie hoch und ein eisiger Schreck durchfuhr ihn. Er hob die Buddel gegen das Licht. Unverkennbar war der Flüssigkeitsstand darin niedriger als am Vortag, dafür hatte Jan einen Blick. Gestern hatte er sich zwar einen kräftigen Schluck genehmigt, aber die Flasche war jetzt bis zur Hälfte leer. Sollte Tim? Niemals! Der Junge war ehrlich und würde nie hinter seinem Rücken etwas Unrechtes tun ! (Und an anderer Leute Rumbuddel zu gehen, ist ein ganz großes Unrecht!) Außerdem machte er sich nichts aus Rum.

„Tiiim!!", brüllte Jan, dass man es noch bei Windstärke 10 bis zur Großreuelrah[2] hinauf gehört hätte. „Tim, komm mal her an Deck!" Tim erschien in der Tür. „Onkel Jan, is was passiert?" Jan hielt ihm die Rumflasche entgegen: „Warst du da dran?" „Onkel Jan! So was tu ich doch nicht! Außerdem bin ich Sportler! Ich trinke keinen Sprit!"
Jan schwenkte unschlüssig die Rumbuddel und brummelte: „Das ist kein Sprit, das ist echter Jamaika - Rum! In Montego-Bay gekauft!" „Na ja", grinste Tim, „vielleicht war es dein Klabautermann!" Er verschwand schleunigst und schloss die Tür, so dass der Feudel[3], den Jan ihm an den Kopf werfen wollte, gegen die Tür klatschte.

Das mit dem Klabautermann hätte Tim nicht sagen dürfen. Jan hatte nämlich Ähnliches gedacht, wollte es aber natürlich nicht wahrhaben! Er versank in ein dumpfes Brüten, nahm zögernd noch ein Schlückchen und hielt die Flasche gegen das Licht. Was jetzt noch drin war, waren ziemlich genau drei Fingerbreiten. Vorsichtshalber markierte er die Linie mit ro-

---

1 Großer Becher für Kaffee oder Tee
2 Großreuelrah: Die oberste Querstange –„Rah" – am Großmast
3 Feudel: Putzlumpen

ter Ölkreide und stellte die Flasche weg. Er verbrachte einen unruhigen Abend und eine unruhige Nacht. Am nächsten Morgen ging er früher als sonst in seine Arbeitskammer, holte die Rumbuddel aus der Ecke und hielt sie gegen das Licht. Ihm wurde eng im Hals – der Flüssigkeitsspiegel in der Flasche hatte sich gesenkt. Jan maß nach – es waren nur noch zwei Fingerbreiten. Immer und immer wieder legte er die Finger unten an den Flaschenboden – es blieben nur noch zwei Fingerbreiten. Und was das Schlimmste war: Die Markierung mit der roten Ölkreide war genau in der Höhe des Flüssigkeitsspiegels angebracht. Jan atmete tief durch: „Ja, potz Großstengestagsegelniederholerbelegklampe! Klabautermann, warst du das etwa?!" „Na, klor, wer denn sonst?!", kam es aus einer Ecke zurück. Ein schweflig - gelbes Licht glühte dort, und mitten in dem Schein stand jemand, etwa eineinhalb Ellen hoch, mit blauer Skipperhose, Lotsenjacke und Südwester, das Gesicht gegerbt wie ein Paar olle Seestiebel, umgeben von einem weißen Bartkranz. Er war es leibhaftig !

Der Klabautermann!

Jan riss den Mund auf und wollte losschreien, besann sich dann aber darauf, dass ein alter Fahrensmann, zumal ein Bootsmannsmaat, sich durch nichts aus der Fassung bringen lässt – auch nicht durch den Klabautermann.
„Na denn – Mojn, Mojn! Willkommen an Bord!" „ Tjo, danke, danke!"
– Pause –
„Na, ja", Jan räusperte sich, „ dann nehmen wir erst mal `en Lütten!"
Der Klabautermann grinste. „Da wart ich schon lange drauf! Ich war schon so frei, mir `en Lütten zu genehmigen!" Jan hielt die Buddel gegen das Licht und verzog das Gesicht. „Na, ja `en Lütten?!" „Nix für ungut, Jan! So unter uns Fahrenslüüt!" „Schon klor, Klabautermann!"

Jan nahm zwei Gläschen aus dem Schapp[1]; schließlich wusste er, was sich gehört, wenn man einen Gast an Bord hat, und schenkte ein. „Na, denn prost!" „Prost! Ah!" – Pause – „Tja, war 'ne schöne Zeit damals auf der `TINA MARIE´!" Beide nickten. „Die langen Törns über den Atlantik, im Passat – ruhige See, lange Dünung – der Mond schnitt die Klüver wie schwarze Dreiecke aus dem hellen Himmel – Hein spielte auf seinem Schifferklavier `La Paloma´ und `Ole Guapa´. Tja, oder mal im Spätherbst in der Biskaya – Orkan – auf der Großbramrah war das Segel nicht ordentlich aufgetucht und fing an sich aufzubauschen. Ich nach oben, zerre am Zeising und das Ding reißt!" „Kein Wunder!", nickte der Klabautermann, „Dirk, der Jungmann, sollte die Zeisinge überprüfen und hatte geschlampt. Da wärst du beinah – huiiit! Aber ich hab dich gerade noch am Kragen erwischt! – Sonst . . . " „Das hatte ich mir gedacht, dass du das warst, Klabautermann! Nachträglich noch mal `danke´!" „Schon gut! Und das andere Mal – im Nordatlantik – das war ich auch! Schwerer Sturm, grobe See – ein schwerer Brecher, so ein richtiger Kaventsmann, kam über, schlug ein Beiboot zusammen – du warst gerade auf dem Vorschiff – der Schwall wollte dich über Bord spülen – ich kriegte dich noch im letzten Augenblick zu fassen, und wir konnten uns an einem Want festhalten!" Jan nickte. „Tja, das war knapp!" Er schenkte nach. „Na, denn prost!" „Tja, prost!" Und wieder versanken sie in Schweigen. „Un nu büs du hier, Klabautermann!" „Tja, nu bün ick hier! Mit der `TINA MARIE´ is es ja nu bald vorbei! Un da kam mir die Einladung von deinem Neffen Tim gerade recht!" „Der Dösbaddel![2] kann seine Brotluke[3] nicht dicht halten!" „Ach, lass mal gut sein, Jan! Den Klabautermann an Bord zu haben, war noch nie ein Nachteil! Mal sehen, wie ich mich hier bei euch nützlich machen kann!"

---

1 Schapp: Kleiner Kasten, Schränkchen
2 Dösbaddel: Dummkopf
3 Brotluke: Mund; Luke: eigentlich die große Öffnung eines Laderaumes

Tim hatte derweil mit Pit, der in der Nähe wohnte, Fußball gespielt. Pit hieß eigentlich Peter, aber der Name war ihm nicht modern genug. Jetzt überlegten sie, was sie nun tun könnten.

„Eigentlich", druckste Peter herum, der sich Pit nannte, „eigentlich müsste ich ja noch ein bisschen was für die Schule tun!" „Schule? Ich versteh immer nur Schule!", wunderte sich Tim, „ jetzt in den Ferien?" „Na ja, weißt du – ehem – meine Schulleistungen `entsprechen nicht so ganz den Leistungsanforderungen´, man könnte auch sagen: Sie sind beschissen! Und wenn ich jetzt nichts dran tue, bleibe ich beim nächsten Versetzungstermin kleben, und dann gibt es einen Riesenärger!" „Und wo fehlt´s?", erkundigte sich Tim anteilnehmend. „Hm, na ja, genaugenommen überall, aber am meisten in Englisch und Mathe!" „Mann, genau die Fächer, die du brauchst, wenn du zur See fahren willst!" „Zur See fahren? Nee – ich weiß nicht, ob das für Papas Lieblingssohn das Wahre ist! Wenn das Schiff schaukelt, wird mir speiübel, und wenn es untergeht, bekommst du einen nassen Hintern! Nee, lieber an Land in einem Kontor oder in einer Bank – da kannst du gutes Geld verdienen, und die anderen tun die Arbeit!" „Auch auf einer Bank brauchst du heute Englischkenntnisse und rechnen musst du sowieso können! Und auf einem Schiff brauchst du eben auch einen Klabautermann – meint jedenfalls Onkel Jan!" „Kicher - kicher - lach - lach! Also, den möchte ich glatt mal sehen!" „Lass das bloß nicht Onkel Jan hören! Der gäb´ dir ein paar hinter die Löffel. Der glaubt nämlich wirklich noch an den Klabautermann!" „Echt? Nicht zu fassen!" Pit wollte sich ausschütten vor Lachen. „Ich glaube nur noch an Computer. Mein Vater ist nämlich Programmierer. Der schreibt Rechenprogramme für unsere große Bank hier." Er zeigte mit dem Zeigefinger in die Gegend, wo ein paar Betonklötze die

Landschaft verschönerten. „Da soll ich denn mal mit einer Banklehre anfangen! Das ist wohl die Voraussetzung, wenn man Bankdirektor werden will!" Jetzt war es Tim, der sich vor Lachen kringelte. „Du als – ha - ha - ha – Bankdirektor! Dicke Brille, Glatze, Zigarre, Schmerbauch, der Fahrer reißt die Tür vom schwarzen Direktionswagen auf: `Bitte sehr, Herr Direktor! Gestatten Sie, dass ich Ihnen die Tasche abnehme – Selbstverständlich, Herr Direktor!´ Oh, Mann, und dann du! Ich glaub, ich kann nicht mehr!" Pit brummelte was von „Hat ja noch ´n büschen Tid! Erst muss ich mal die nächste Versetzung schaffen!" „Na denn, alle Mann an Deck und entert auf in die Rahen – will sagen, ran ans Gangspill[1]. Dann sollten wir unseren Mors[2] bewegen und uns an die Arbeit machen!" „Willst du mitkommen?", fragte Pit. „Ich hab einen Kompu, einen Rechner, einen Computer halt – der ist besser als zehn Klabautermännern! Da brauchst du nur was einzugeben, meinetwegen eine Rechenaufgabe, und - zack -zack - in ein paar Sekunden hast du die Ausrechnung. So schnell kriegst du das nie hin." „Na, prima! Und wenn der mal ausfällt?" „Ausfällt? Du meinst abstürzt? Das kann natürlich vorkommen; das ist dann natürlich echt total beschissen. Deswegen sollte man alle Eingaben sofort sichern. Wenn du willst, zeige ich dir das Ding. War ein Geburtstagsgeschenk ! Wenn ich dir verrate, wie viel GB der hat . . . ." „GB?" „GB, ja, Gigabyte. Das ist die Speicherkapazität. Und eine Zugriffsgeschwindigkeit hat der – ich sage dir, da legst du die Ohren an! Er ist der Schnellste, der zur Zeit auf dem Markt ist. Und er lässt sich auch noch tjunen . . . " „Tjunen, hat das was mit Thunfisch zu tun?" „ Nee, das heißt, `frisieren´, schneller machen, aufpeppen . . . " „Tjunen? Es gibt wohl ein englisches Wort `to tune´, das heißt abstimmen, zum Beispiel ein Radio oder ein Funk-

---

1 Gangspill: Früher eine große Trommel, auf der die Ankertrosse aufgewickelt wurde. Eine sehr schwere Arbeit, bei der alle Mann mithelfen mussten
2 Mors: Plattdeutscher Ausdruck für Hinterteil

gerät – hängt das damit zusammen? Und `peppen´ kommt das von dem englischen `to pep´, was soviel heißt wie `pfeffern, in Schwung bringen´?"
„Kann schon sein, aber das ist kein Englisch, das ist Deutsch!"
„Aha", grinste Tim, „sehr beachtlich! Wenn das Deutsch ist, dann müssten deine Englischnoten aber überdurchschnittlich sein!" Pit vermied eine Antwort auf diese ihm sehr unpassend erscheinende Bemerkung, und sie gingen in Richtung seines Hauses.

Das Haus von Pits Eltern lag in einer Villengegend, ein Stück weg vom Deich, hinter den sich Onkel Jans Kate duckte. Eine breite Auffahrt führte von der Straße an einem sehr gepflegten Vorgarten vorbei zum Eingang, der von zwei Säulen eingefasst wurde. „Nicht schlecht, min Jung!", staunte Tim. „Un da wohnst du nu?" Pit nickte achselzuckend. „Ja, das ist das Haus von meinen beiden Alten." „Deinen Alten? Leben deine Eltern nicht mehr?" „Doch, das sind sie doch! Du sagst doch zum Kapitän auf einem Schiff auch `der Alte´, oder nicht?!" „Hm, na ja! Kann ich denn überhaupt mit reinkommen, wo das man alles so fein aussieht bei euch?" „Na, klar! Du kommst doch mit mir. Wahrscheinlich sind sie sowieso nicht zu Hause! Mein Vater arbeitet noch, und meine alte Dame ist entweder beim Frisör oder Tennisspielen!"

Nachdem trotz mehrmaligem Klingeln die Haustür nicht geöffnet worden war, fischte Pit aus den tiefen Gründen seiner Hosentasche einen Schlüsselbund und sie traten ein.

„Junge, Junge," staunte Tim und pfiff leise durch die Zähne, „nicht schlecht, muss ich schon sagen! Da kannst du Onkel Jans Kate aber zu Brennholz machen für den großen Kamin da!" Tim zeigte auf einen großen Kamin in der Vorhalle: Auch er war von zwei kleinen Säulen eingefasst, die eine große Platte trugen. Zwei neckisch bekleidete Porzellanengel standen darauf: der eine hielt eine große, gewundene Tüte in den Armen, aus denen bunte Blumen herauskamen, der andere hatte ein gebogenes Saiteninstrument in der einen Hand, während er mit der anderen an den Saiten zu zupfen schien. „Un wo steht hier das nächste Buddelschiff?", erkundigte sich Tim höflich. Jetzt grinste Pit seinerseits. „Die Schiffe fahren draußen, und die Buddeln stehen hier drin, in der Bar!" Er zeigte mit großzügiger Armbewegung in den Wohnraum.

Eine breite Fensterfront gab den Blick auf Rasen und Bäume frei. Die eine Ecke des Zimmers nahm eine weiße Ledersitzgarnitur ein, auf der gegenüberliegenden Seite befand sich eine Schrankwand mit eingebautem Fernsehgerät, Musikanlage und ein paar geschnitzten Holzfiguren. „Die haben meine alten Herrschaften mal von einer Reise nach Südamerika mitgebracht." „Südamerika, Mensch, du das wäre mal mein Traum! Aber da brauchst du schon drei, vier Wochen! In der Passatzone geht es ja ganz toll, aber wenn du so in die äquatorialen Kalmen kommst und die Schiffe kommen nicht von der Stelle, dann werden die Pferde geschlachtet – daher heißen die auch Rossbreiten!" „Was für Pferde?" „Na, ja früher, als die Spanischen Eroberer, die Conquistadoren, in die neue Welt gesegelt sind, haben sie doch die Gäule mitgenommen, weil nämlich die Indios so was nicht haben! Die haben doch nur Llamas! Hat dir das dein Kompu noch nicht verraten?" „Ich weiß nicht, ich habe ihn noch nicht danach gefragt! Aber meine Alten haben keine drei oder vier Wochen gebraucht, sondern nur so an die zwanzig Stunden mit dem Flieger!" „Wie, dann waren die auch noch nicht um Kap Horn?" „Kap Horn? Nee! Die waren in Rio und Buenos Aires und sogar in Peru, in Lima!" „Toll! Aber wenn sie Kap Horn nicht kennen, dann waren sie auch noch nicht in Südamerika; und wenn du ums Horn gehst, dann musst du schon einen Klabautermann an Bord haben, sonst siehst du ziemlich dünn aus, wenn Wind und See gegenan stehen!"[1] „Ach, du mit deinem Klabautermann! Komm, ich zeige dir lieber mal meinen Kompu!"

---

1 Die See steht gegenan: sie kommt genau von vorn

„Na ja," räumte Tim ein, „eigentlich ist es ja auch nicht mein Klabautermann, sondern Onkel Jan seiner! Er ist lange auf Seglern gefahren und sogar ein paar Mal um Kap Horn! Er meint sogar, wir hätten einen bei uns im Haus!" „Na, da hat er wahrscheinlich wohl einen zu viel aus der Rumbuddel eingenommen, was!" Tim schwieg dazu, obwohl Pit damit seiner, Tims, Meinung ziemlich nahe kam. Sie stiegen eine breite Treppe hinauf ins obere Stockwerk. Wieder kam Tim aus dem Staunen nicht heraus. Neben dem Treppenaufgang hing ein großer Wandteppich; er zeigte fremde Reiter, sie sahen aus wie Mongolen oder so, die einen Tiger verfolgten und, in den Steigbügeln stehend, ihre Bogen spannten. Die beiden Jungen betraten Pits Zimmer. „Sag bloß, das bewohnst du alleine!" „Na klar, wer denn sonst!" „Mensch, das ist ja fast ein Tanzsaal!", sagte Tim anerkennend. „Na, ja, es geht so!" Pit feuerte eine Hose, die halb über einem Stuhl hing, in eine Ecke des Zimmers, packte ein paar herumliegende Hemden unter die Bettdecke und ballerte zwei Sportschuhe mit einem Tritt unters Bett. „Aufräumen ist nicht so meine Sache, weißt du!", entschuldigte er sich. „Mensch, sogar ne eigene Glotzkiste hast du!", stellte Tim bewundernd fest. „Na, ja! Meine Eltern mögen keine Weltraumfilme, so mit `Piraten der Galaxis´ und so. Meine alte Dame sieht lieber Schnulzen, weißt du, wo so ein armes Mädchen einen reichen Mann abbekommt, und mein Alter hat es mehr mit scharfen Sachen. Und so haben sie mir eben die Kiste hier aufs Zimmer gestellt. Und das da", er zeigte auf ein großes, blindes Auge, „das ist mein Kompu! Ein tolles Ding! Da kann ich zum Beispiel `Schiffe versenken´ oder virtuelle Gangster jagen oder Autorennen fahren – sagenhaft, sage ich dir, echt heiß!"
„Kannst du denn damit auch was Vernünftiges machen, zum Beispiel Rechenaufgaben oder Kursberechnungen oder Englisch lernen?" „Na klar, das auch. Ich habe zum Beispiel ein Programm *Trigonometrie*: da sind alle Winkelfunktionen drin. Da gibst du einfach die Aufgabe ein, die der Pauker dir in der Schule stellt. Und der Kompu rechnet sie dir in null - Komma

- nix aus. Echt stark, sage ich dir. Oder ich habe ein Übersetzungsprogramm für Englisch: Da kann ich den Text eingeben, und der Kompu gibt mir dann die Übersetzung." „Stimmt das denn auch immer?", fragte Tim. „Na ja, meistens! Man muss natürlich aufpassen! Da sollte ich übersetzen: `Er ging die Leiter hinauf!´ und ich habe die Vokabeln einfach in den Kompu eingegeben und das dann abgeschrieben, und da kam dann heraus: `He went up the manager.´ Weil ich einfach `Leiter´ eingegeben hatte und nicht `die´ davor gesetzt hatte. Und ich war mal wieder verdammt eilig und habe das einfach so abgepinnt, wie es da stand. Das gab natürlich in der Englischstunde ein Riesengebrüll, wie ich das vorgelesen habe, das kannst du dir denken." „Mensch", lästerte Tim, „wenn das mit dem Kompu so einfach ist, warum schickst du ihn nicht an deiner Stelle in die Schule oder mindestens zur Klassenarbeit?!" „Ha, ha! Gute Frage! Das wäre natürlich die ideale Lösung! Aber ich fürchte, die Pauker haben was dagegen und meine alten Herrschaften wohl auch, wenn nachher der Kompu mit dem Reifezeugnis ankommt und ich selbst habe nichts vorzuweisen!" Tim kratzte sich hinter dem Ohr. „Also, so ein Ding ist ja sicher ganz praktisch, aber was ist, wenn der mal ausfällt?" „Du meinst, abstürzt! Das ist dann natürlich die ganz große Soße, dann stehst du echt im Hemd! Aber, du alter Seefahrer, du dürftest doch wohl wissen, dass die modernen Schiffe alle voll computerisiert sind". „Und was ist, wenn da mal der große Blackout kommt? Dann wissen die doch auch nicht mehr, wo es weitergeht!"
„Na ja, das darf natürlich nicht passieren, sonst sind die echt im Keller und wissen tatsächlich nicht mehr, wo sie sind!" „Na, in jedem Fall auf dem Wasser!", grinste Tim. „Auf der Brücke gibt es zwar schon elektronische Seekarten, aber im Allgemeinen werden doch noch in einer normalen Karte Kurs und Position eingetragen. Auch die Logbucheintragungen macht man mit der Hand. Im Allgemeinen wird das parallel mitgeführt, sozusagen mitgekoppelt, wie man so sagt." „Hm, na ja! Das klingt ja alles ganz gut, aber ohne Kompu kommst

du heute nicht mehr aus. Pass auf, ich zeig dir mal ein paar Sachen, die der kann, zum Beispiel `Schiffe versenken´!" Pit drückte ein paar Knöpfe, es begann zu summen und zu sausen, und auf einmal erschienen seltsame Zeichen auf dem Bildschirm, und er begann zu leuchten. Pit fuhr mit der „Maus" auf der Tischplatte hin und her; ein kleiner Zeiger geisterte über die leuchtende Scheibe. Dann führte Pit den Zeiger in eine bunte Leiste am Rand des Bildschirms, drückte auf die „Maus", und es erschienen zwei Felder mit kleinen Kästchen auf dem Bildschirm. „Das Seegebiet für `Schiffeversenken´!", erläuterte Pit. „Hier kann ich jetzt meine Flotte einzeichnen, und auf der Gegenseite werden verdeckt die entsprechenden Schiffe eingezeichnet! Dann kann ich praktisch mit mir bzw. gegen den Kompu spielen. Und wenn ich mal Internetanschluss habe, dann kann ich das mit einem Freund spielen, der auch diesen Anschluss hat, ganz gleich, wo er wohnt, in Posemuckel oder sonst wo." „Na ja", meinte Tim dazu, „wir machen das eben in der Schule. Das ist auch ganz schön spannend, wenn der Lehrer vorne steht!" „Ich kann noch viel mehr hiermit machen, zum Beispiel Autorennen! Du hast das Gefühl, du sitzt selbst im Cockpit von einem Formel -1- Boliden!" Pit klickte ein paar Mal, und schon sah man über ein Lenkrad und eine kleine Frontscheibe auf eine Rennstrecke. „Und jetzt. . . S t a a a r t !!"

Schon röhrte es aus dem Computer, Tim sah einen Rennwagen, der mit affenartiger Geschwindigkeit über eine Rennstrecke brauste. Tim wurde es schwindlig, wie das Ding über die schmale Piste preschte, aber Pit hatte die Sache voll im Griff und sauste dröhnend ins Ziel. „Stark, echt stark!", murmelte Tim anerkennend. „Lass mich auch mal!" „Klar!" Pit erklärte ihm den Steuerknüppel und die Gas- und Bremsfunktion, dann ging auch Tim auf die Strecke. Aber schon in der ersten Kurve gab es einen fürchterlichen Krach, es blitzte und funkte auf dem Bildschirm. „Crash!", rief Pit. „Du bist aus der Kurve geflogen! In Wirklichkeit wärst du jetzt so platt wie eine Pflaume, über die eine Dampfwalze gefahren ist!" Pit lachte. „Da würde dir auch der Klabautermann nichts mehr nützen!" Tim biss sich auf die Lippen und druckste. „Na ja, für ein Autorennen ist er auch nicht vorgesehen!" Aber die Bemerkung wurmte ihn doch. So unrecht hatte Pit eigentlich nicht. Ein Klabautermann passte einfach nicht mehr in diese Zeit. Um ein bisschen von der ihm peinlichen Sache abzulenken, erkundigte sich Tim beiläufig nach weiteren Fähigkeiten des Rechners. „Hilft der dir denn zum Beispiel auch bei deinen Englischaufgaben?" „Pah, das ist eine seiner leichtesten Übungen! Pass mal auf: Nenn mir mal einen einfachen Satz!" „Er stieg das Fallreep hinauf!" „Fallreep? Was ist das nun wieder?" „Na, das ist eine ausrollbare Leiter, die einfach über die Bordwand gehängt wird, und da kann man dann aufentern!" „So was hat man heute doch nicht mehr, dafür gibt es in jedem Ocean - Terminal ausfahrbare, überdachte Landungsbrücken." „Na gut! Dann übersetz einfach *Mein Vater arbeitet in der Bank*!"

„No problem! Also ich suche erst das Programm – so!" – klick! – „Und jetzt gehe ich in *translate*, das heißt *übersetzen* ..." „Weiß ich", knurrte Tim. „So, und noch mal `klick!´ – so, und nun gebe ich ein `*Mein*´!" „Mensch, ist das umständlich! *Mein* heißt `my´!" „Stimmt! Der Kompu hat das auch! Und jetzt `Vater´- wieder - tipp - tipp - und *enter*!" „ Wieso *enter*? Sind wir hier auf einem Piratenschiff?" „Nee, das ist die Bestätigungstaste!" „*Vater* heißt doch einfach *father*!" „Stimmt auffallend – der Kompu bestätigt das! Nun *arbeitet*! Aha: *works*! So und jetzt *in der Bank*! Aha*: in the bench*! Also: *My father works in the bench!* So einfach ist das!" Tim lachte. „Ist dein Vater ein Holzwurm?" „Holzwurm – wieso?" „Bench ist doch die Sitzbank." „Ach so, Schietkram! Na, ja, man muss eben ein bisschen aufpassen!" „Was man nicht im Kopfe hat, hat man im Computer!", lachte Tim. Dann verabschiedete er sich und ging sehr nachdenklich nach Hause.

Auch wenn er sich nicht eingestehen wollte, so ein Kompu war schon eine tolle Sache – „Schiffe versenken", „Autorennen", sogar von einem Flugsimulator hatte Pit gesprochen, und vor allem, es gab auch Mathe - Programme. Sicher haben die an Bord der Schiffe heute auch schon richtige Navigationsprogramme, in die man zum Beispiel einfach die Vektoren[1] einer Tide[2] eingibt, und man braucht das nicht mehr umständlich mit der Gezeitentabelle für jeden Tag und jeden Ort auszurechnen. Und was nun das Verhältnis von Klabautermann und Computer angeht, so brauchte man heute wohl tatsächlich eher einen Rechner als einen Klabauter. Das war wohl nur noch etwas für die Seefahrtromantik von gestern. Irgendwie musste man das auch noch Onkel Jan beibringen, aber ob das Sinn machte?

Onkel Jan kümmerte sich gerade um das Abendessen. „Na, Jungmann, endlich wieder an Bord?! Du hast dir ja ´nen ziemlichen Landgang genehmigt!" Tim erzählte, wo er gewesen war und was für ein tolles Haus die Eltern von Pit hatten. „Und das, obwohl Pits Vater nie zur See gefahren ist!", schloss er, nicht ohne einen Unterton von Empörung. „Tja, min Jung", Onkel Jan wiegte den Kopf. „Dat Lewen is nich immer gerecht! Wir Janmaaten mussten an Bord die Drecksarbeit machen, mussten bei jedem Wetter, auch in pechschwarzer Nacht, bei Sturm ins Rigg, auf die Rahen, die Segel bergen, die uns um die Ohren knallten, wenn irgendwo

---

1 Vektor: in der Mathematik oder Physik eine bestimmte, gerichtete Größe, mit der man zum Beispiel Stärke und Richtung des Windes oder einer Strömung sichtbar darstellt
2 Tide: Wechsel des Wasserstandes an der Küste, Gezeit; die genaue Berechnung ist sehr wichtig für die Küstenschiff-Fahrt

ein Tampen[1] gerissen war, und mussten sehen, wie wir sie auf der Rah aufgetucht bekamen. Da brauchtest du schon beide Hände dazu – von wegen `Eine Hand für dich, eine Hand fürs Schiff!´ – und mancher ist dabei abgesaust, den konnte noch nicht mal mehr der Klabautermann festhalten! Weg war er – Aus! Ende! Und der Reeder saß daheim gemütlich in seinem Sessel und trank einen heißen Grog, damit es uns auch richtig schön warm werden sollte ! Schietkrom! Aber so is dat nu mal! Dein Vater war ein richtiger Kerl, ein guter Seemann, ein Fischer, wie es nicht viele gab. Er fuhr weiter hinaus als die anderen, und er kam mit gutem Fang zurück, bis, na ja, das weißt du ja selbst. Aber reich ist er nicht geworden. Das große Geld machen die anderen, die mit ihren dicken Wagen nur an der Fischhalle vorzufahren brauchen, wenn der Fang versteigert wird, und die dann im richtigen Augenblick die Hand heben. Die machen sich noch nicht mal die Finger dreckig, wenn der Fang verladen wird. So is dat nu mal im Lewen!", schloss Jan und wandte sich wieder den Pellkartoffeln zu, die auf dem Herd dampften. Tim schluckte bei der Erwähnung seines Vaters. Er war sehr wortkarg gewesen, sprach nicht viel, aber Tim hatte ihn bewundert, bewunderte ihn noch heute. Einmal, als Tim ihm an Bord helfen wollte, eine Stahltrosse aufzurollen, sprang ein Drahtstück heraus und riss ihm die Haut am Unterarm auf bis zum Ellenbogen. Tim war bleich geworden vor Schmerz, aber er schrie nicht. Der Vater war hinzugesprungen, hatte von seinem Hemd ein Stück abgerissen und die Wunde, so gut es ging, verbunden. Dann hatte er ihm zugenickt. „Bist ein rechter Kerl!" Und dann hatte er, sein Vater, der schweigsame, zurückhaltende Mann, ihn in die Arme genommen und fest an sich gedrückt. Noch heute spürte Tim das, als sei es gestern gewesen. Wasser schoss ihm in die Augen, ehe er es verhindern konnte. Er drehte sich um und wischte sich verstohlen mit dem Handrücken über die Augen.

---

1 Tampen: Ein Stück Tauwerk

Mit rauer Stimme fragte er: „Wat gevt dat denn nu zu Backen und Banken?" „Pellkartoffeln mit Salzhering! Is `ne Spezialität von mir!" Es stellte sich heraus, dass der Salzhering ja einigermaßen war, aber mit den Pellkartoffeln hatte es nicht so geklappt. Sie waren ziemlich verkocht und aufgeplatzt. „Na ja," meinte Onkel Jan entschuldigend, „feine Küche is nich so meine Sache – `Dat is Kooks Werk!´ wie die Friesen sagen, dat is Sache vom Smutje, nich vom Bootsmann!" „Mookt nix!", meinte Tim, „ an Kap Horn gibt das wohl noch nicht mal Pellkartoffeln!" „Dat stimmt, min Jung! Da war nix mit Kochen." „Ehm, was ich noch fragen wollte, Onkel Jan," meinte Tim kauend, „wie ist das denn nu wirklich mit dem Klabautermann – gibt es ihn oder gibt es ihn nicht?"

Onkel Jan sah von seinem Teller auf, hielt einen Augenblick die Gabel mit den Zinken nach oben und hörte sogar auf zu kauen. „Jung, Jung, ik segg di watt: Et geevt ihn! Sogar bi uns hier im Huus!" Tim grinste schräg und meinte vorsichtig: „Auch morgens, ich meine nicht nur abends, wenn du aus dem `Goldenen Anker´ kommst?" „Lass man die dummen Bemerkungen, Jungmann! Ich bin immer stocknüchtern! Nee, aber ich hab ihn gesehen, hier bei uns im Hus! Und das nur, weil du ihn eingeladen hattest, von der „TINA MARIE" zu uns zu kommen, du Dösbaddel! Leg dich nur nicht mit dem an, dat segg i di!" Onkel Jan schluckte die letzten Bissen herunter, erhob sich, stellte seinen Teller mit dem Besteck geräuschvoll in die Spüle und ließ Wasser drüber laufen. Er zog sich seine Lotsenjacke mit den zwei Reihen goldener Knöpfe an, setzte seine Skippermütze auf, brummelte was von „Goede Ruh!" und verschwand durch die Tür. Tim kaute gedankenverloren weiter. Eigentlich hatte er eine sehr hohe Meinung von Onkel Jan; das war ein echter alter Fahrensmann, durch und durch. Das mit dem Klabautermann war nun mal so eine Schnapsidee von ihm; das gehörte wohl so zu den alten Seebären, da konnte man nix machen, das musste man halt hinnehmen! Als Tim mit Essen fertig war, spülte er die Teller und das Besteck, räumte alles weg und verzog sich nach oben in seine Kammer. Er hatte sich ein Buch mitgenommen, in dem er noch ein bisschen lesen wollte: „Weiße Segel auf allen Meeren der Welt". Es handelte von den Kerlen, die Tod und Teufel nicht fürchteten, die sich, im Vertrauen auf Gott und ihren eigenen Mut, in unbekannte Fernen begaben, um das zu entdecken, was hinter der Kimm[1] lag. Sie trotzten Stürmen, dem schwersten Seegang, dem Skorbut[2] und auch der Angst und Verzweiflung – „Eiserne Männer auf hölzernen Schiffen". „Das waren Kerle! So einer müsste man werden!", brummte Tim halblaut. Und er befand sich hoch im Mastkorb am Fockmast auf Ausguck, wenn es galt, ein fernes Land, eine Trauminsel zu entdecken; er enterte auf, wenn vor Kap Horn die letzten noch stehenden Rahsegel eingeholt und aufgetucht werden mussten, weil der Sturm sie zu zerfetzen drohte, und er sprang mit ins Beiboot, wenn sich nach langer Fahrt im türkisgrünen Wasser eine Insel mit Palmen spiegelte, mit Strohhütten bedeckt, aus denen schöne braune Frauen kamen. Und begeistert las er immer wieder die Schilderung der Arbeit im Rigg, das Segelsetzen und - einholen, er sah und erlebte die unglaubliche Weite, die der Blick vom Masttop öffnete, und man konnte von da oben auch sehen, dass die Welt kreisrund war wie die Kimm, die Horizontlinie. Und an irgendeiner Stelle tauchte *er* dann auch mal wieder im Gespräch auf – der Klabautermann! „Alles Quark!", schimpfte Tim, „wie können richtige Männer so einen Quatsch glauben, an so ein Männlein, das es gar nicht gibt! Mich jedenfalls", rief er laut, „kannst du mal von hinten besehen, Klabautermann!" „Das traust du dich mir zu sagen, du Stint! Du halbe Portion, die noch nicht trocken hinter den Ohren ist! Dir werd' ich's zeigen!", grollte es da aus einer Zimmerecke. Und in einem schweflig - gelben Licht stand

---

1 Kimm: Horizontlinie, die optische Grenze zwischen Himmel und Wasser

2 Skorbut: eine Krankheit, die auf Vitaminmangel beruht; unter ihr litten in früheren Jahrhunderten vor allem die Seeleute

da jemand – eineinhalb Ellen hoch, mit blauer Skipperhose, einer Öljacke und einem Südwester, das Gesicht braun gegerbt wie ein paar olle Seestiebel, umgeben von einem weißen Bartkranz. Er kam langsam und drohend näher. Tim wollte schreien, aber er hatte das Gefühl, jemand halte ihm den Hals zu. „Aber – aber – dat gevt et doch nicht – dich gibt es doch gar nicht!", konnte er nur röcheln. „So, mich gevt dat nich? Na, dann schall ik di dat mol bewiesen, dat et den Klabautermann doch gevt!" Und er kam langsam noch näher. Tim zog sich die Bettdecke über den Kopf und erwartete sein Ende. Als er vorsichtig wieder über den Deckenrand lugte, stand der Klabautermann unmittelbar vor ihm. „So, wat is nu? Gevt dat mich oder gevt dat mich nich?", fragte er mit grollender Stimme. „Jou, jou! Alles klor, Klabautermann! Nix für ungut! Ik heev man blot denkt . . ." „Ach, nee, du Stint! D e n k e n deist du ook noch? Nich te gläuven!" „Na ja, ik dacht, weil . . . jo . . . weil das ja heute so was nicht mehr gibt wie dich, meine ich!" „So – tatsächlich? Dann träumst du wohl gerade, wat?" „Jo – nee – ik weet nich – jo, vielleicht träum ik jo!" „So, dann schall ik di wohl mal wecken, wat?" Und er streckte die Hand Richtung Tim aus. Tim verschwand unter der Bettdecke und machte ein Friedensangebot. „Nee, Klabautermann, wenn et di no doch geevt, dann . . . " „Na, wat dann?", fragte der grollend. „Na ja, dann – öh – dann können wir ja Frieden schließen!" „Ach nee! Frieden schließen? Un wat schall dat sin?" „Nu ja, also, ik gläuv an di un . . . " „Un wat?" „Na jo, ik meen, dann kanns du jo mal zeigen, dat du en goeden Kerl büs!" „Ach, dat hätt´s du wohl gern, wat?" „Nu ja, du bis doch en goeden Geist – oder nich?" „Dat kommt verdammt drop an, min Jung, wie die Lüüt sich so zu mir stellen!" „Goed, ganz bestimmt goed!", beeilte sich Tim mit einem vorsichtigen Blick über die Bettdecke hinaus zu sagen. „Nu ja, mal sehen!", brummte der Klabautermann, aber es klang doch schon halb versöhnt. „Un wat schall ik nu doen?" Tim holte tief Luft. „Nu ja, wenn ik mal in Schwierigkeiten bin, dann kannst´ mir ja helfen – wenn du magst!", setzte er schnell hinzu. „So, so! Helfen schall ik di! Nu ja, mal sehen!", wiederholte er, dann war er auf einmal verschwunden – so schnell wie er erschienen war. Es dauerte sehr lange, bis Tim einschlafen konnte.

Am nächsten Morgen saß er ziemlich übernächtigt und in sich gekehrt beim Frühstück, muffelte vor sich hin und mampfte wortlos in sich hinein. Beim dritten Butterbrot fiel das sogar Onkel Jan auf, der sonst beim Frühstück auch nicht eben gesprächig war. Er sah seinen Neffen mit einem prüfenden Blick an und fragte kauend:„Na, Janmaat! Irgendwat unklar? Hast´ `nen Kink[1] im Tampen?" Tim brummelte etwas Unverständliches. „Na segg man, Jungmann, ist dir etwa der Klabautermann begegnet?", fügte er augenzwinkernd hinzu. Nun war es an Tim, den Empörten zu spielen, aber es gelang ihm nicht. „Na ja", räumte er schließlich ein, „ das mit dem Klabautermann – ich meine, da kann was dran sein!" Onkel Jan nickte und grinste ein bisschen dabei. „Dat heev ik di doch seggt! Nu gläuvs du et also!"

Tim verschluckte sich, nickte und erhob sich hastig, stellte sein Frühstücksgeschirr in das Spülbecken und verschwand nach draußen Richtung Fußballplatz.

Pit war schon da mit zwei weiteren Jungen, die er mit Marc und Willi vorstellte. Stolz zeigte Pit einen Fußball, den er geschenkt bekommen hatte; auf ihm waren die Unterschriften der Spieler der Nationalmannschaft abgebildet. Die vier Jungen hatten sich schnell geeinigt: Pit und Tim gegen Marc und Willi. Pit und Willi übernahmen jeweils Tor und Verteidigung, während Marc und Tim den Sturm bildeten. Marc erwies sich als überaus flinker Spieler und schoss bald zum 0:1 ein. Im Gegenzug aber gelang es Tim, ihm den Ball abzunehmen; den

---

1 Kink: Knoten

etwas schwerfälligen Willi hatte er schnell überspielt –Tor!
„Ausgleich!", rief Tim und riss die Arme hoch.
„Freu dich nicht zu früh!", brüllte da jemand, „jetzt spielen
wir mit!"
Vier ziemlich große Burschen – deutlich älter und größer als
die vier Jungen – kamen langsam auf das Spielfeld. „Wollen
doch mal sehen, wie gut ihr spielt!", sagte der größte von ihnen. Er sah recht unangenehm, ja, sogar brutal aus. „Ihr seid
doch viel größer als wir", wandte Pit ein. „Na und? Da könnt
ihr echt zeigen, was ihr drauf habt! Und damit ihr euch ein
bisschen anstrengt, machen wir Folgendes: Wenn wir euch
besiegen, dann bekommen wir den Ball!" „Und wenn wir sie-
gen?", fragte Tim. „Dann dürft ihr ihn behalten! Los, Anstoß!"
Der Brutale ging nach hinten, die anderen drei stürmten los.
Willi versuchte an den Ball zu kommen, wurde aber umge-
rannt. Einer der Burschen schoss aus ziemlicher Entfernung
aufs Tor, aber Pit konnte den Ball wegkicken. Willi erwischte ihn und gab ihn zu Marc. Als sich zwei Burschen auf ihn
stürzten, passte er ihn rüber zu Tim, der ihn nach vorne drib-
belte, bis der Brutale angerannt kam. Tim umspielte ihn, aber
der hakte nach, und Tim flog der Länge nach hin. Er drehte
sich auf dem Boden und schob den Ball mit der Fußspitze
Richtung Marc. Der nahm ihn auf und ging weiter nach vorn.
Als ihn zwei der großen Burschen einkeilten, konnte er den
Ball noch eben an Tim zurückgeben, ehe er hinflog. Tim drib-
belte wieder nach vorn – der Brutale rannte auf ihn zu und
machte ein „langes Bein", aber Tim schoss den Ball durch
die Beine des Großen durch. Der hakte, Tim sprang drüber.
Aus den Augenwinkeln sah er es gelb wie Ölzeug blitzen,
auch schien sich etwas Kräftiges, Dunkles wie ein Seestiefel vor die Beine des Großen zu schieben – der stolperte und
flog auf den Bauch, so lang wie er war. Tim schoss – „Tor!",
rief er und riss die Arme hoch. „Foul!", brüllte der Große
und rappelte sich auf. „Du hast mich gefoult! Dir werd´ ich´s
zeigen, Bürschchen!" Er stürzte auf Tim zu, der sich den Ball
geschnappt hatte. Aber irgendwie schien dem langen Kerl

jemand die Beine wegzuziehen, und er schlug wieder hin. „Verdammt, ich bin ausgerutscht!" Aber auch bei einem weiteren Versuch ging es ihm nicht besser. Er erhob sich ächzend und schüttelte sich. „Na, wartet! Wir treffen uns ja noch mal irgendwo, und dann setzt es was!"
Dann trottete er mit den drei anderen, die dumm dabeigestanden hatten, weg.

„Danke, Klabautermann!", flüsterte Tim. „Schon klor, min Jung!", brummte eine tiefe Stimme neben ihm. Den vier Jungen war nun allerdings der Spaß am Fußballspielen vergangen. Marc und Willi verabschiedeten sich, und Pit lud Tim zu sich nach Hause ein. Tim kannte das vornehme Haus schon, aber er war doch wieder sehr beeindruckt von der großen Eingangshalle mit der breiten Treppe, die nach oben führte. Gleich neben dem Treppenaufgang stand jemand: Einen Speer in der Rechten, in der Linken einen länglichen, mit Zebrafell überzogenen Schild. Als Lendenschurz diente ein Stück Leopardenfell, und aus dem gleichen Material war die Stirnbinde. Tim pfiff leise anerkennend durch die Zähne.
„Der kommt . . . warte mal . . . " „Aus Südafrika!", meinte Pit gleichmütig. „Ja, genau! Jetzt weiß ich es wieder: das ist ein Zuluhäuptling! Die hatten mal einen ganz berühmten, der ein großer Krieger war – ich glaube Shaka hieß er. Nur er durfte ein Leopardenfell als Zeichen seiner Macht tragen!" „Kann schon sein! Den hier und die Giraffe, auch aus Holz, haben meine Eltern in Südafrika gekauft. Sie waren da vor zwei Monaten auf Geschäftsreise. Gestern ist die Sendung hier angekommen!" Tim besah sich die Giraffe, die fast zwei Meter hoch reichte. „Ganz schönes Trumm! Aber ob sie als Hutständer auf die Welt gekommen ist?", meinte er grinsend und deutete mit dem Kinn auf einen Herrenfilzhut. „Na und? Irgendwie muss sie sich doch nützlich machen", meinte Pit achselzuckend, und sie begaben sich nach oben in Pits Zimmer. Der warf sofort seinen Rechner an und zeigte ein paar Kunststücke, die man mit ihm machen konnte. „Ich hab jetzt sogar

ein Rechenprogramm!", erklärte er stolz, „sogar kaufmännisches Rechnen kann ich damit ausführen." Er tippte - tap - tap - tap – auf dem Bildschirm erschienen Zeichen und Zahlen.

„Also, pass auf: Wieviel sind 4,5% von 12?" Tim rechnete halblaut: „1% = 0,12; mal 4 = 0,48 plus die Hälfte von 0,12, also 0,0 6 – ergibt 0,54!" „Stimmt!", verkündete Pit. „Und wieviel spart jemand, der für 1.100 Euro einen Photoapparat kauft und 3% Rabatt bei Barzahlung bekommt?" „Das ist einfach – 330 nee, Quatsch! – Das wäre ja gut, nee, äh 33 Euro!" „Gut! Eine Wohnungsmiete beträgt 820 Euro und wird um 123 Euro erhöht – wie viel Prozent sind das?" Jetzt brauchte Tim ein Blatt Papier. „ . . . ehm . . . das ist ein Dreisatz – also: 820 sind 100%, dann sind 123 wieviel? Moment . . . das sind . . . eh . . . 15 Prozent!" „Stimmt!", sagte Pit, „aber du musst zugeben, dass ich das viel schneller und einfacher rauskriege! Bruchrechnung: Wieviel ist ½ x ¼?" „1/8 !" gab Tim wie aus der Pistole geschossen zurück. „Gut Und ½ : ¼?" „Äh . . . Kehrwert – also 2! Das rechne ich schneller im Kopf als du in deinem Kasten!" „Na warte! Großes Einmaleins: 7x17?" „Äh . . . 70 plus 49, also 119." „9x13?" Äh . . . 90 plus 27 – warte – 117!" „6x13?" „78!" „Stimmt! 12x12?" „144! Das weiß ich sogar auswendig! Schneller als du mit deinem `tap - tap - tap´ die Zahlen eingeben kannst!" Man hörte unten eine Tür gehen. „Ach, mein alter Herr!", erklärte Pit. „Heute ist Freitag, da kommt er früher heim." Pits Vater kam die Treppe hoch und betrat das Zimmer. Er war nicht sehr groß, eher etwas rundlich, hatte ein rundes, freundliches Gesicht mit einer Brille und nicht mehr allzu viele Haare auf dem Kopf. Er begrüßte die beiden und ließ sich von Pit erzählen, was sie gerade trieben. „Aha! Kopfrechnen gegen Computer, interessant! Da können wir ja mal einen kleinen Wettkampf austragen! Also, ich setze einen Preis von 50 Euro aus!" Er zwinkerte seinem Sohn zu. „Pit hat auf seinem Rechner ein Programm, das ich für unsere Bank entwickelt habe, zur Ausbildung unserer Lehrlinge. Wollen doch mal sehen, ob das

Programm was taugt, oder ob – wie war noch mal der Name? – Tim, nicht wahr! – also, ob Tim besser ist als unser Rechenprogramm!"

Er nahm die Brille ab, strich sich durch das dünne Haar und lachte. Tim schluckte. 50 Euro waren viel Geld, sehr viel Geld sogar, und er, Tim, hätte eine Menge damit anfangen können. Aber die Aufgaben auf dem Rechner waren wahrscheinlich so, vor allem die schwierigeren, dass er mit Kopfrechnen oder mit einem Blatt Papier und einem Stift keine Chance haben würde.

Pits Vater brachte ein paar Blätter, die er an Tim und Pit austeilte. „So, das sind die Aufgaben; dazu gibt es noch Lösungsblätter; die bekommt ihr nachher zur Kontrolle. Auf den Aufgabenblättern sind die Aufgaben: ihr müsst in das Antwortfeld die Lösungen eintragen. Pit, du klickst nur die jeweilige Seite im Programm an – das Lösungsschema ist schon vorgegeben, und du brauchst dann nur noch die Werte einfach einzusetzen. Die Seiten mit den Ergebnissen kannst du dann am Schluss alle in einem Rutsch ausdrucken! Los geht´s!" Pit grinste, nickte und begann sofort auf die Tasten zu drücken – tap - tap - tap. „Enter!", murmelte er nach jeder Aufgabe. Tim bemühte sich tapfer, mitzuhalten, aber Pit war schneller, weil er einfach nur die Zahlen einzugeben brauchte, die Operation führte der Rechner aus, während Tim ja alles einzeln ausrechnen musste. Zwar war er fix im Kopfrechnen – einfache Aufgaben aus dem großen Einmaleins wie etwa 7x17 oder 9x12 hatte er genau so schnell im Kopf ausgerechnet wie Pit sie eintippte, auch eine einfache Prozentrechnung wie 7% von 300 oder 4,5% von 700 schaffte er schnell, aber die Frage „Wieviel Prozent von 550 sind 25?" verlangte eine Nebenrechnung mit Dreisatz. Als er die Lösung eintragen wollte, meinte er etwas Gelbes wie den Ärmel einer Öljacke aufblitzen zu sehen und einen braunen, etwas runzligen Finger, der auf eine Zahl deutete. 45,45 hatte er auf seinem Schmierzettel. Der braune, runzlige Finger tippte mehrfach nachdrücklich auf das Komma. Tim rechnete nach – 45,45 wäre ja fast der zehnte Teil! Das konnte niemals stimmen! 4,545 kam raus – er hatte sich um eine Kommastelle versehen. „Danke, Klabautermann!", murmelte er. „Was sagst du?", fragte Pit. „Ich bin übrigens an der letzten Seite! Gleich fertig!", setzte er siegessicher hinzu.

„Schietkrom!", murmelte Tim, er hatte noch eineinhalb Seiten zu lösen. „Mist, verdammter Mist!", brüllte Pit auf einmal. „Was ist los?", fragten sein Vater und Tim gleichzeitig. „Der Rechner ist abgestürzt! Das gibt es doch nicht!" „Wieso?", fragte Tim, „der steht doch noch auf dem Tisch!"

„Quatsch mit Soße! Das Programm blockt!" Tim sah zum Rechner rüber; der Bildschirm war dunkel, nur ein paar Zeichen huschten geisterhaft darüber . „Hattest du das wenigstens gespeichert?", fragte ihn sein Vater. „Nö, eigentlich nicht. Ich dachte, das wäre bei so einer einfachen Sache nicht nötig!" „Schöner Mist!", brummte sein Vater, „an welche verdammte Taste bist du denn gekommen? Ich weiß nicht, ob wir das so schnell wieder zurückholen können!" Beide brüteten vor dem dunklen Bildschirm, während Tim eifrig und mit vor Aufregung klopfendem Herzen weiterrechnete. Ob er es jetzt noch schaffte? Sein „Danke, Klabautermann!" murmelte er so leise, dass die beiden, Vater und Sohn, nichts mitbekamen.
Noch zwei - oder dreimal sah er den braunen, etwas runzligen Finger in seinen Ausrechnungen – er prüfte nach, entdeckte den Fehler und trug die richtige Lösung ein und „Fertig!", rief er jubelnd, während die beiden noch immer mit nervösem „tap - tap - tap" beschäftigt waren.

Pits Vater nahm mit gerunzelter Stirn die Blätter von Tim entgegen und verglich die Lösungen. „Alles richtig! So´n Schiet! Ich wollte sagen, herzlichen Glückwunsch! Das hast du ja gut hingekriegt. Aber wenn Pit nicht so dämlich gewesen wäre, das Programm abzuschießen – mir ist ohnehin nicht klar, wie das möglich war, denn eigentlich hatte ich eine „Absturzsicherung" eingebaut; dann würdest du jetzt wohl dumm gucken. Aber so . . . !"

Mit gequälter Miene drückte er Tim den 50 € - Schein in die Hand. Tim bedankte sich strahlend und ließ die beiden sich weiter mit ihrem „tap - tap - tap" vergnügen.

Sehr zufrieden summte er auf dem Heimweg: „Einmal noch nach Bombay, einmal nach Hawaii . . ."
Er hatte das sichere Gefühl, dass er diesen Zielen schon ein erhebliches Stück nähergekommen war. „Danke, Klabautermann!", sagte er sehr laut. „Schon klor, min Jung!" brummte eine tiefe Stimme neben ihm. Als er zu dem kleinen Häuschen kam, war die Tür abgeschlossen, und er musste den Hausschlüssel heraussuchen. „Hallo, Onkel Jan!", rief er, bekam aber keine Antwort. „Nanu, so früh schon weg?"

In der kleinen Küche auf dem Tisch lag ein Zettel, irgendwo abgerissen:

Muste schon früer wech! Ein Bus mit Kegelbrüdem is gekomen! Mus deswegn schon spilen! Salzheering steht schon bereit! Nur die Kartofeln must noch waschen und kochen!

Machs gut! Onkel Jan

Tim wusch und schrubbte die Kartoffeln und setzte sie auf. Um die Zeit, in der sie kochen sollten, sinnvoll zu nutzen, holte er sich sein Buch „Abenteuer im ewigen Eis". Er stemmte sich gegen die Gewalt von treibenden Eisschollen und hörte das Krachen der Spanten[1], wenn sie unter dem Pressdruck des Packeises ächzten, er durchlitt mit den Forschern die monatelange arktische Nacht, fuhr mit der Zunge über seine Zähne, um festzustellen, ob sie noch festsäßen oder ob sich schon die Folgen des Skorbuts bemerkbar machten. Aufregend waren vor allem die Angriffe von Eisbären, wenn das Gewehr so eiskalt war, dass die Hand am Lauf festzufrieren drohte, weil man mit Fäustlingen den Abzugshahn nicht bedienen konnte. Ein tiefes, nachdrückliches Räuspern ließ ihn hochschrecken. Es kam aus der Richtung des Herdes. Eine ziemlich dunkle Wolke quoll aus dem Kartoffeltopf; zugleich fiel es Tim auf, dass ein Geruch von verbrannten Kartoffeln in der Luft lag. Verflixt und zugenäht! Er knallte das Buch auf den Tisch und sprang auf – der Kartoffeltopf war leergekocht; heißer, angebrannt riechender Qualm schlug ihm ins Gesicht – Tim zog den Topf vom Herd und hielt ihn unter kaltes Wasser – eine Dampfwolke schoss zischend hoch – in der braunen Brühe, die sich nun im Topf sammelte, schwamm Kartoffelbrei in angeschwärzten Schalen – Schietkrom! Tim versuchte von den Kartoffeln zu retten, was noch zu retten war – ein bräunlicher, verbrannt schmeckender Brei sammelte sich auf seinem Teller. „Feine Küche ist tatsächlich gar nicht so einfach! Da hat Onkel Jan völlig Recht!" Wenigstens der Salzhering war, nachdem er ihn gewässert hatte, durchaus genießbar. „Die Arktisforscher damals wären froh gewesen, wenn sie so was Feines gehabt hätten!", tröstete er sich. Dann versenkte er sich in die Probleme des Iglubaus.

---

1 Spanten: die „Rippen" eines Schiffrumpfes

Unterdessen saß Jan im „Goldenen Anker" und entlockte seinem Quetschbüdel die üblichen Lieder, die Landratten so gerne singen: „Heut geht's an Bord!", „Eine Seefahrt, die ist lustig", „Nimm mich mit Kapitän auf die Reise!" Aber irgendwie war er nicht in der rechten Stimmung; die Busladung an Kegelbrüdern, die vor ihm an den Tischen saßen, war gar nicht so richtig dabei. Sie quatschten, sangen mit, aber die falsche Strophe und in der Melodie völlig daneben. Offensichtlich waren sie schon ziemlich angetüdert, um nicht zu sagen angesoffen, aus dem Bus herausgequollen, und was sie jetzt noch an Bier und Klarem hinterherkippten, das machte sie auch nicht nüchterner. Plötzlich gab es in einer Ecke der Kneipe einen kleinen Tumult. „Nimm deine Pfoten da weg, Kerl!" Dann hörte man ein Klatschen. Marleen, die hübsche blonde Kellnerin, hatte einem der Kerle, der sie begrabscht hatte, auf die Finger geschlagen. „He, he, stell dich bloß nicht so zimperlich an!", rief der Kerl und versuchte, sie festzuhalten. Angelo, der Kellner, der ein ziemlich schmales Handtuch war, versuchte sich einzumischen, erhielt aber einen Stoß, dass er über ein paar Stühle flog. Als der Wirt selbst Ruhe stiften wollte, erging es ihm auch nicht besser. „Jan!", rief er zu diesem rüber, nachdem er sich aufgerappelt hatte, „Jan, mach mal Klarschiff!"

Jan legte sein Akkordeon ab, erhob sich und ging in die Ecke der Kneipe, wo der Kerl Marleen um die Hüfte gepackt hielt und versuchte, sie an sich zu ziehen. Jan pflückte die Hand des Mannes von dem Mädchen und legte sie nachdrücklich auf den Tisch. „Nu is aber gut! Ruhe im Schiff! Ihr sollt ja euren Spaß haben, und ich spiel auch alles, was ihr hören wollt, aber lasst man die Deern in Frieden! Wenn ihr was zum Trinken haben wollt, dann bringt sie euch das, aber mehr is nich! Is dat klor?!"

Der so Angesprochene erhob sich und blies Jan eine Schnapswolke ins Gesicht, die einen Seelöwen besoffen gemacht hätte. „Wat willst du denn? Dich hat keiner gerufen! Geh du mal wieder an deinen Leierkasten! Verschwinde!" Und er wollte

Jan wegschieben. Das hätte er allerdings besser nicht getan. Jan nahm langsam die Hand, die ihn wegdrücken wollte, und drehte den dazugehörigen Arm auf den Rücken des Mannes. Mit der anderen Hand packte er ihn am Hosenbund und beförderte den Kerl, ehe der überhaupt wusste, was los war, an die frische Luft. Das wiederum gefiel den beiden Nachbarn des so Verabschiedeten nicht, und sie wollten ihrerseits Jan hinauswerfen, flogen aber ebenso nachdrücklich raus wie der erste. Nun sah sich der ganze Tisch, an dem die drei Burschen gesessen hatten, veranlasst einzugreifen, und im Nu war die schönste Keilerei im Gange. Jan musste kräftig hinlangen – meistens nahm er gleich zwei der Kerle auf einmal – einen mit der Rechten, den anderen mit der Linken, knallte sie mal kurz zusammen, damit sie Ruhe gaben, dann schmiss er sie raus. Aus dem Augenwinkel sah er über der Schulter, wie einer ihm von hinten eine Bierflasche über den Kopf ziehen wollte, gleichzeitig blitzte etwas Gelbes wie Ölzeug, und etwas Schweres, Dunkles wie ein Seestiefel schob sich zwischen die Beine des Schlägers, der der Länge nach hinflog. Jan brauchte ihn nur noch aufzunehmen und weiter Richtung Tür zu befördern. Immer wieder blitzte gelbes Ölzeug, und die Kerle purzelten durcheinander – Jan besorgte dann den Rest, und es dauerte nicht lange, bis die Kneipe leergeräumt war und die ganze Blase sich brummend und schimpfend in den Bus verzog, der vor der Tür gewartet hatte.

Angelo und der Wirt tauchten hinter der Theke, wo sie Schutz gesucht hatten, wieder auf. „Toll! Geil!", sagte Angelo, der noch recht blass aussah. „Jan, das hast du gut gemacht!", stimmte der Wirt zu und wischte sich den Angstschweiß von der Glatze. „Hier hast du zehn Euro Anerkennungsprämie!" Jan schob das Geld weg. „Ich brauch dein Geld nich! Ich bin Bootsmann, kein Rausschmeißer in einer Hafenkneipe!" „Danke, Jan! Bist ein rechter Kerl! Nicht wie die zwei Figuren da!", sagte Marleen mit einem Blick zu Angelo und dem Wirt. Und dann hauchte sie ihm schnell einen Kuss auf die

Wange, dass ihm ganz komisch wurde und er plötzlich mehr Herzklopfen bekam als bei der ganzen Klöpperei von vorhin. Er hob seine Skippermütze vom Boden auf, packte seine Ziehharmonika in ihre Kiste und stellte sie nicht, wie sonst jeden Abend, in die kleine Abstellkammer neben der Theke, sondern nahm sie auf den Buckel; er rückte seine Skippermütze zurecht, brummte so was wie „Tschüß!" und verließ das Lokal, ohne auch nur den Rest Bier aus seinem Glas noch ausgetrunken zu haben.

In trüben Gedanken stapfte er heim. Das abendliche Ziehharmonikaspielen machte ihm eigentlich schon Spaß. Er war unter Leuten, konnte die alten Lieder spielen und singen – nicht gerade wie ein Opernstar, eher schlecht als recht, aber in seinen Ohren klangen sie gut, und sie erinnerten ihn an die alten Zeiten. Hin und wieder spendierte man ihm ein Bier oder einen Köhm[1], und wenn er die große Pause machte, bekam er aus der Küche ordentlich was zu essen – so gut, wie er es zu Hause nie hinbekäme. Tja, und wenn die blonde Marleen ihm das Essen servierte und dabei ein Lächeln übrig hatte, dann schmeckte es ihm natürlich doppelt so gut. Na ja, und Geld bekam er natürlich auch noch für sein Spiel – nicht eben viel, aber es fühlte sich ganz gut an, wenn er es in die Jackentasche schob. Das alles sollte er aufgeben? Aber die Sache von heute Abend lag ihm doch im Magen. Ein Kneipe leerräumen . . . Gut, als Jungmann und auch noch später, da hatte ihm so eine schöne Hafenkneipenklöpperei schon Spaß gemacht. Er musste grinsen bei der Erinnerung. Sie waren drei Mann: Er, Klaas, auch ein Jungmann, und Hein – Vollmatrose –, ein Kerl wie ein Anker von einem Riesenfrachter, und er schaffte es auch, einen Anker alleine aus der Halterung auf dem Vorschiff zu heben, obwohl es dafür ja eigens einen Kran gibt. Sie drei waren auf Landgang, hatten sich beim Käpt´n einen Vorschuss auf ihre Heuer geholt und saßen gemütlich in einer

---

1 Köhm: norddeutsch für einen klaren Schnaps

Kneipe bei einem Bier und schnackten miteinander. Ein paar Tische weiter hockten so an die fünf oder sechs „Ölquaste", wie man auf einem Segler die Maschinisten nennt, und fühlten sich unheimlich stark, weil sie in der Überzahl waren. Ihre dummen Bemerkungen in Richtung Deckshands von der „ADELHEID", auf der Jan damals fuhr, wurden immer lauter und frecher. „Na", rief schließlich einer von ihnen herüber, „ihr Segelpuster, was macht ihr denn bei Flaute? Muss dann die ganze Wache auf dem Achterdeck antreten und kräftig in die Segel blasen, damit der Kahn wieder Fahrt kriegt? Blast ihr dann mit dem Mund oder müsst ihr euch umdrehen und bücken, damit es richtig kräftig weht?!" Alles lachte, auch ein paar andere Gäste in der Kneipe – Matrosen von einem anderen Frachter und ein paar Schauerleute.

„Nee, viel einfacher!", krähte ein anderer dazwischen, „die ganze Wache bekommt ein Hundehalsband umgelegt, und dann müssen alle ins Wasser und vorausschwimmen und das Schiff hinter sich herziehen! Prost, ihr Oldtimer! Ist euch eigentlich schon aufgefallen, dass es inzwischen Schiffe gibt, die sogar bei Flaute alleine Fahrt machen können?!" Die „Ölquaste" prosteten den drei grölend zu. Hein setzte sein Glas sehr hart auf den Tisch. Dann erhoben sie sich – Hein, Jan und Klaas – und gingen langsam mit wiegenden Schritten an den Tisch der fünf oder sechs. Hein langte über den Tisch, fasste den größten Schreier am Hosenbund und holte ihn raus, ebenso machten es Jan und Klaas mit zwei anderen – dann flogen die Jungs Richtung Ausgang, und damit sie ihn auch ja nicht verfehlten, bekamen sie noch jeweils einen kräftigen Tritt in den Allerwertesten. Die noch Verbliebenen wurden der Einfachheit halber gleich hinterher befördert. Hein, Jan und Klaas wollten wieder zu ihrem Tisch zurück, um in Ruhe ihr Bier auszutrinken, aber jetzt hatten wohl ein paar von den anderen Gästen – Matrosen und vor allem die Schauerleute, allesamt kräftige Burschen, die schwere Säcke an Bord schleppen mussten, – das Bedürfnis mitzumischen, und so ging die Klöpperei munter weiter; Hein, Jan und Klaas bekamen etliches ab, aber nach einiger Zeit hatten sie doch die Kneipe ausgeräumt und gingen an ihren Tisch zurück und stellten fest, dass das Bier inzwischen warm geworden war . . .

„Das waren noch Zeiten, damals . . . Aber heute bin ich kein Jungmann oder Leichtmatrose mehr, sondern ein ordentlicher Bootsmann, der seine Wache voll im Griff hat! Bootsmann? Wache . . . voll im Griff? Du b i s t kein Bootsmann mehr, Jan Brass, so wenig wie die `TINA MARIE´ ein Segelschiff i s t . . . Das war einmal! Abgemustert, abgewrackt! Aus! Ende! Vorbei! Geh wieder in die schäbige Kneipe, die sich `Goldener Anker´ nennt, spiel abends `Eine Seefahrt, die ist lustig´ und `Heut geht´s an Bord´ – mit Seefahrt ist nichts mehr für dich!"
Grimmig ballte er die Fäuste, voll Zorn über das, was er sich selbst eingestehen musste und doch nicht wahrhaben wollte, stapfte er weiter. Vor seinem Häuschen angekommen, öffnete er geräuschvoll die Tür, trat polternd ein. Er stellte den Quetschbüdel in seiner Stube ab und begab sich zur Küche, weil aus der halb offenstehenden Tür Licht herausfiel. Tim saß am Tisch; in der Linken hielt er ein Buch, während er in der Rechten eine Gabel gefasst hatte, um mit dieser Harpune einen hungrigen Eisbären abzuwehren. Als Jan ihn ansprach, tauchte er von irgendwoher aus einer fernen Welt auf – „Ach, du bist es, Onkel Jan! Wieso so früh schon zurück? Ist was nicht in Ordnung?"

Jan brummelte, verschwand noch einmal in seiner Stube und kam mit einer vollen Rumflasche in der Hand zurück. „Die letzte, die ich mir damals aus Montego - Bay, Jamaika, mitgebracht habe; wird Zeit, dass ich mir von da wieder Nachschub besorge!" „Muss schön da sein, was? Nimmst du mich mit?" Jan brummelte immer noch, öffnete die Flasche, goss sich ein – „Ah! So´n echten Rum – selbst gekauft – von `ner richtigen Einheimischen – kaffeebraun – tolle Frau!" Er seufzte, nahm einen langen Schluck und setzte das Glas hart auf. „Nee, du – dat hier is kein Leeven – so geit dat nich weiter!"

„Da seggst wat, Jan!", tönte es auf einmal aus einer Ecke in der Küche. In einem schweflig - gelben Licht stand er da, eineinhalb Ellen hoch, in Seestiefeln, blauer Skipperhose, die Öljacke überm Arm, das Gesicht runzlig - braun wie altes Leder, von einem weißen Bartkranz umgeben – der Klabautermann. „Da seggst wat!", wiederholte er. „Nee, nee! Da musst´ ik zuerst mal auf einem Platz hinter so einem dämlichen Ball herlaufen, und dat in Seestiebeln! Sag mal", wandte er sich an Tim, „warum gebt ihr nicht jedem einen Ball? Dann hörte die blöde Rennerei auf! Und dann gab es beinahe noch eine Klöpperei: Irgend so ein Walross wollte Tim an die Jacke, und da musste ich den Kerl erst mal flachlegen. Dann sollte ich auf meine alten Tage noch Rechenaufgaben machen, wie früher die Jungs auf Steuermannschule. Und so ein Dösbaddel hatte einen Rechenkasten und meinte, damit ging alles besser . . . " „Das nennt sich Rechner oder auch Computer!", warf Tim ein. „Na, egal, wie das Ding heißt; jedenfalls wollte Tim doch die Wette gewinnen!" „Habe ich ja auch! Herzlichen Dank! Und stell dir vor, Onkel Jan: fünfzig Euro habe ich gewonnen! F-ü-n-f-z-i-g Euro! Is dat wat oder nicht?" „Alle Achtung, Jungmann!" „Na, ja – ohne den Klabautermann hätte ich das nicht geschafft! Danke noch mal!" „Schon klor, Jungmann, keine Ursache!" „Na, ja", rückte nun auch Onkel Jan mit der Sprache raus, „ohne den Klabautermann hätte mir so ein Mistkerl beinahe von hinten eine Bierflasche über die Rübe gezogen – da läge ich wahrscheinlich jetzt noch im `Goldenen Anker´ auf dem Boden!" Und dann erzählte er von der Klöpperei in der Kneipe und wie er mit der Hilfe des Klabautermanns den Laden ausgeräumt hatte. „Hast uns viel geholfen, Klabautermann! Bist en rechten Kerl!" „Schon klor, keine Ursache! Wir Fahrenslüüt müssen ja zusammenhalten!" „Tja, wenn dat so is", meinte Jan und kratzte sich am Hinterkopf, „dann sieh doch mal zu, dass wir hier rauskommen – ich zumindest. Der Jungmann muss ja vorläufig noch auf die Schule!" „Ich hab doch noch drei Wochen Ferien!", protestierte Tim, „da kann ich doch schon mal auf ein Schiff – sozusagen probeweise!"

„Tja, leichter gesagt als getan!". meinte der Klabautermann und strich sich über seinen Bart, „mal sehen, was sich machen lässt!" Dann war er verschwunden.

Es war ein schöner, klarer Tag. Tim und Onkel Jan spazierten auf dem Deich entlang. Jan war ausgesprochen guter Laune. Er hielt die Nase in den Wind: „Mensch – so´n richtiges Wetter, um Vollzeug[1] zu setzen! Alle Plünnen raus, vom Flieger[2] über sämtliche Stagsegel bis zum Reuel am Großtopp und Besantopsegel, Und dann `Voll und Bei´! Junge, Junge, das wär´ es! Was meinst du, wie ein Schiff wie die `TINA MARIE´ dann abrauscht! Und dann oben auf der Großreuelrah stehen, die prallen runden weißen Segelwölbungen unter sich sehen, den wundervollen schlanken Schiffsrumpf, der durch die Wellen zischt, rund um dich gibt es nur Wasser, bis an die Kimm! Oder du stehst am Ruder, spürst, wie der Kahn Fahrt macht, er kommt beim kleinsten Ruderlegen – Junge, Junge, da gibt et nix, wat schöner is! Dafür würde ich auf den `Goldenen Anker´, die verqualmte Bude, die grölenden Möchtegernseefahrer und sogar auf die Runde Freibier oder Rum verzichten, die sie mir ausgeben, wenn ihnen ein Lied besonders gut gefallen hat und ich eine Zugabe spielen soll." Jan reckte sich, ballte die Fäuste: „Da is noch genug Kraft drin, um ein schlagendes Segel einzuholen! Und auf die Großreuelrah traue ich mich noch allemal – auch bei Windstärke acht oder neun! Au Mann! Mal wieder als Bootsmannsmaat auf einem richtigen Rahsegler – das wär´s!" Jan holte tief Luft und seufzte. So lange Reden waren nicht seine Sache. Er wischte sich mit dem

---

1 Vollzeug: Alle Segel, die ein Schiff hat
2 „Flieger" oder „Jager": Vorderstes Stagsegel, das oft höher gefahren
   wird als die Klüver

Handrücken über die Augen. „Mir is ne Mücke reingeflogen", brummte er. „Oh, Onkel Jan, da würde ich als Jungmann anfangen!" „Na, erst machst mal deine Schule fertig und siehst mal zu, dass du `en richtigen Kerl wirst! Und dann wirst du erst mal Moses, Schiffsjunge – und wenn du das gut machst, Jungmann und so weiter!" Tim ballte die Faust und hielt sie neben die von Onkel Jan – der lachte nur, denn Tims Faust hätte in seine zwei- oder sogar dreimal hineingepasst. Tim schluckte ein bisschen. „Na wart mal ab, wenn ich ein oder zwei Jahre weiter bin!"
Beide schwiegen und trotteten weiter den Deich entlang Richtung alter Segelhafen.

„Ach ja", seufzten beide fast gleichzeitig nach einer Weile, „mal auf ein richtiges Segelschiff!" „Das könnt ihr haben!", sagte da jemand hinter ihnen. Sie sahen sich überrascht um. Da stand er, klein, wind- und wettergegerbt, in Seestiefeln, blauer Skipperhose mit Schlag, die Öljacke über die Schulter geworfen, und er grinste sie an. Als sich die beiden von ihrem Staunen erholt hatten, meinte Jan: „Na, Klabautermann, du bist ja immer für `ne Überraschung gut! Wat liegt denn so an?" „Na, kommt mal mit, ihr zwei!" Gemeinsam stiefelten sie nun mit flottem Schritt Richtung alter Segelschiffhafen, am Leuchtturm vorbei; in der Ferne sah man die riesigen Kräne des Containerhafens in den Himmel ragen, die Umrisse der großen Frachtpötte, die Ladung löschten oder neue übernahmen. Der Deich machte eine kleine Biegung, sie mussten an einem Deichwärterhaus vorbei. Der Klabautermann blieb stehen und zeigte auf etwas: „Na, is dat wat?" Tatsächlich, in einem Seitenbecken des alten Segelhafens lag sie: eine schmucke Dreimastbark! Jan und Tim schnappten nach Luft wie Fische auf dem Trockenen. „Dat is nich möglich!" „Dat geevt et doch nich!" „Doch, dat is möglich! Gestern wurde sie hier eingeschleppt. Sie is auf einer guten Werft gebaut worden, ein handiges Schiff! Nur mit dem Rigg und dem Segelplan haben sie noch etwas Schwierigkeiten, weil es unbedingt ein richtiges klassisches Klipperrigg sein soll!" So schnell hatte sich Jan lange nicht mehr bewegt, und Tim sprang noch schneller vorweg. Der Klabautermann war verschwunden. Atemlos kamen die beiden am Kai an, an dem der neue Segler lag. Ein schnittiges Schiff, wie Jan anerkennend feststellen musste. Eine Dreimastbark, mit himmelhohen – fast jedenfalls – Masten. Ein wunderbarer, scharf geschnittener Klipperbug, eine elegante Deckslinie und ein handiges Heck – „Wie `en Achtern von `ner Seuten!", grinste Jan in sich hinein. Die Rahen waren schon angeschlagen und hingen in den Toppnannten[1], die Wanten und Stagen liefen schon hoch zu Mars, Saling und Topp, aber die Segel und natürlich sämtliche Tampen zur Segelbedienung fehlten noch – Falle, Schoten, Halsen, Geitaue und Gordinge; nur die Brassen für die Rahen waren schon da. Jan und Tim hatten die Hände in die Hosentaschen geschoben und beschauten sich das neue Wunder, als ein großer, blonder Mann die Gangway herunterkam und sie begrüßte. Er stellte sich als der Skipper vor. „Schönes Schiff, ein sehr schönes Schiff!", sagte Jan anerkennend, als er ihm die Hand quetschte. Der Mann erzählte, dass er sich damit einen Jugendtraum erfüllt habe. „Eigentlich bin ich Computerfachmann und habe damit unheimlich viel Geld verdient, aber ich habe fast Tag und Nacht gearbeitet, bin nie in Urlaub gefahren, habe keine Freunde gehabt, meine Frau ist mir abgehauen – und jetzt habe ich genug Geld verdient, jetzt will ich noch ein bisschen was vom Leben haben." Seine Firma habe er gut verkauft und sich dafür dieses Schiff bauen lassen. Jan nickte wieder anerkennend. „Toller Klipperrumpf; das Boot wird gute Fahrt machen! Heute wäre gerade so ein Tag! Aber ein Segelschiff braucht im Allgemeinen auch Segel!", fügte er grinsend hinzu. Der nette große Mann nickte. „Das ist genau die Schwierigkeit! Ich hatte so eine bestimmte Vorstellung! Hier im alten Segelhafen, weiter drüben, liegt ein schönes Schiff, das jetzt

---

1 Toppnannt: ein starkes Tau oder Drahtseil, das von den Enden der Rah zum Mast läuft

leider verschrottet wird. Ich habe das mal gesehen, als es noch in Fahrt war. Ein unglaubliches Bild!" Jan und Tim nickten. „Wie hieß sie noch gleich?" „`TINA MARIE´!", riefen Tim und Jan gleichzeitig. „Ja, genau! Und so sollte mein Schiff unter Segeln mal aussehen! Aber leider, leider gibt es niemand mehr, der sich auf den Segelplan versteht. Die Segelmacher heute können zwar raffinierte Rennjachtsegel bauen, aber so ein Stell Segel für eine Bark . . . Nirgendwo ist mehr so ein erfahrener Segelmacher oder Bootsmann zu finden, der davon was versteht! Ich würde ein ordentliches Handgeld bezahlen, wenn man mir so jemand bringen würde!" „Das lässt sich machen!", rief Tim schnell, „ich weiß jemand!" „Was? Du? Na, lass hören! Es soll nicht dein Schaden sein!" „Ich kenne den letzten Bootsmann von der `TINA MARIE´!" „Was, nicht möglich! Wo steckt der ? Der ist ja nicht mit Gold aufzuwiegen! Her damit!" Tim zeigte mit dem Daumen auf Onkel Jan: „Da steht er! Mein Onkel Jan!" Der schluckte gerade und wischte sich mit dem Handrücken über die Augen. „Mir is ne Mücke reingeflogen!", brummte er. „Sie sind der Bootsmann von der `TINA MARIE´? Das ist ja unglaublich, das ist ja super! Sie sind angeheuert, am liebsten sofort! Sie bekommen natürlich eine Extra - Heuer und eine besonders schöne Kammer!" „Einverstanden!", nickte Jan und ergriff mit seiner Pranke die Rechte des blonden Mannes, der sich als Skipper vorgestellt hatte; er drückte sie so fest, dass der sogar die Augen verdrehte, obwohl er auch nicht gerade schmächtig war. „Wieder auf See fahren, auf´m richtigen Rahsegler!", murmelte Jan und wischte sich noch mal mit dem Handrücken über die Augen. „Verdammte Mücken!", brummte er. Der Skipper wandte sich Tim zu: „Und nun deine Belohnung! Was wünschst du dir? Vielleicht einen Computer?" „Nee, mitfahren! Die Großreuelrah streicheln!", sagte Tim mit glänzenden Augen. „Das lässt sich machen – wenn der Bootsmann nichts dagegen hat!" Tim ergriff die Hand des Skippers und drückte sie so fest er nur konnte. „Haben Sie denn auch alles Wichtige an Bord?", schaltete sich Jan ein. „Ich denke schon! Moderns-

te Sicherheitseinrichtungen – Seenotrettungsmaterialien auf dem neuesten Stand, Radar, Wettersatelliten - Empfangsanlage, GPS, Autopilot, sogar Bugstrahlruder, elektronische Seekarten, Sprechfunk, natürlich alles modernste Elektronik!"
„Das meine ich nicht", brummelte Jan, „ich denke an die drei wichtigen Dinge, die immer bei der christlichen Seefahrt dabei sein müssen!" „Äh, was meinen Sie jetzt?" Der Skipper schaute ein bisschen ratlos. „Kompass, Logbuch und Bibel!", fiel Tim ein. „Ach so, ja klar, das wird natürlich besorgt!" „Hat das Schiff denn schon einen Namen?" „Nö, ich bin mir noch nicht so im Klaren. `COMPUTER - LADY´ kann ich es nicht gut nennen."
„Wie wär´s denn mit `TINA MARIE´?", schlug Jan vorsichtig vor. „Nicht schlecht! Wenn mein neues Schiff schon den Segelriss[1] und den Bootsmann von der alten `TINA MARIE` bekommt, dann kann es ja auch gleich den Namen übernehmen!" „Un noch wat is besonders wichtig bei einem Segelschiff!", brachte Jan vorsichtig vor. „Na, ich lass mich gerne vom Fachmann beraten!" „`en Klabautermann!" „Tja, aber gibt es denn so was heute überhaupt noch?" „Doch, den gibt´s!", bestätigte Tim wichtig. „Sogar den von der alten `TINA MARIE´!", ergänzte Jan bedeutungsvoll. „Der is auf einem Segelschiff unbedingt erforderlich! Und den können wir mitbringen!" „Na, super! Dann ist ja alles klar, und dann kann nichts mehr schiefgehen!", lachte der Skipper. „Das muss begossen werden! Ich hole mal eine Buddel Sekt für die Schiffstaufe und für uns auch einen Lütten!" Und er wandte sich der Gangway zu und ging an Bord. „Na, wer sagt´s denn!", hörten Tim und Jan hinter sich. „So komme ich auch wieder zu Ehren und bin nicht mehr arbeitslos!" Der Klabautermann, der hinter den beiden gestanden hatte, grinste. „Tja, dann geh ich schon mal an Bord, damit ich nicht aus der Übung komme!", sagte er und kletterte die Gangway hoch.

---

1 Segelriss: Der Plan, nach dem die Segel geschnitten werden. Als Riss bezeichnet man auch den Bauplan des Rumpfes

Oben angekommen, drehte er sich noch einmal um und winkte den beiden zu; dann verschwand er Richtung Vorschiff. „Dann is ja man alles klor!", nickte Jan und holte tief Luft: „Alltid goeden Wind un goede Fahrt, meine neue, hübsche `TINA MARIE´!" „Und immer eine Handbreit Wasser unter dem Kiel!", ergänzte Tim, und beide drückten sich fest die Hand.

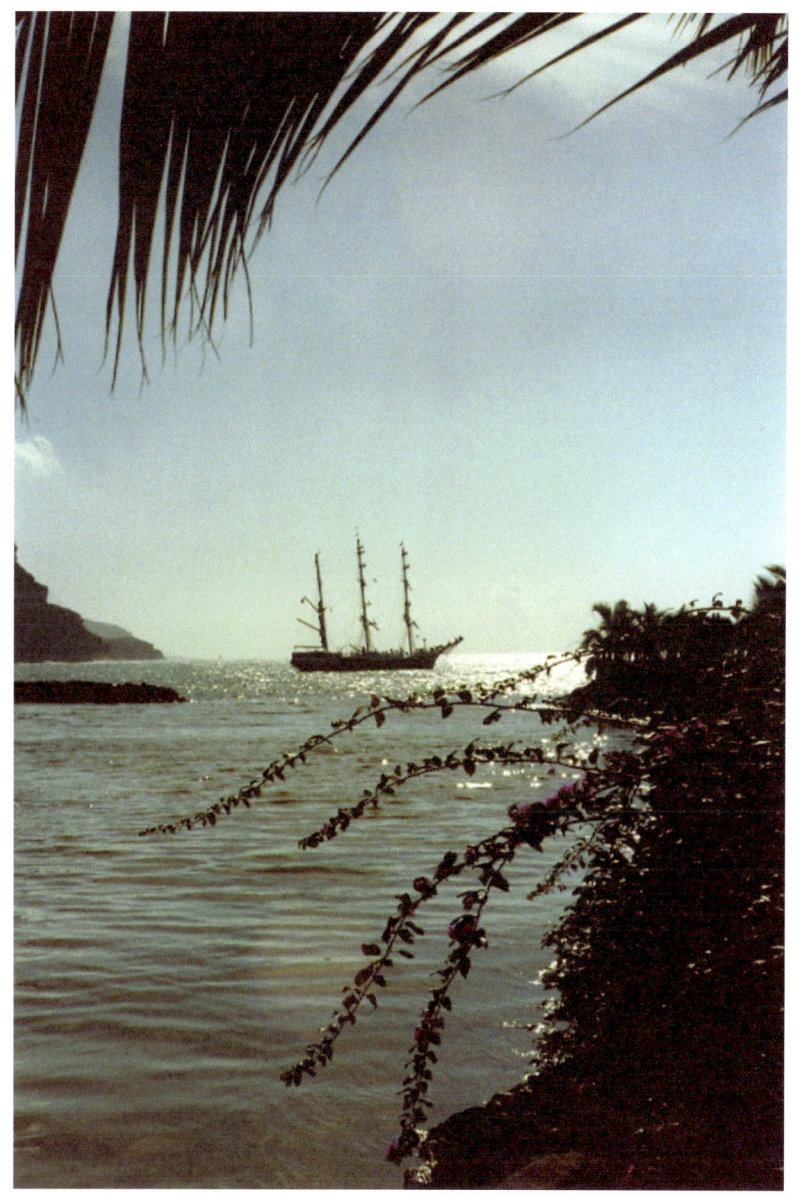

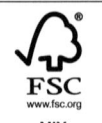